AF643419

Einfache medico-mechanische Apparate

zur Selbstherstellung
für Lazarette, Krankenhäuser und Landpraxis.

Zweite verbesserte und vermehrte Auflage der Schrift:
Die orthopädische Übungshalle
des Reserve-Lazaretts Remagen

Von
Stabsarzt d. R. Dr. A. Fassbender
z. Zt. Chefarzt des Reserve-Lazaretts
Remagen a. Rh.

Mit 56 Abbildungen im Text und auf einer Tafel.

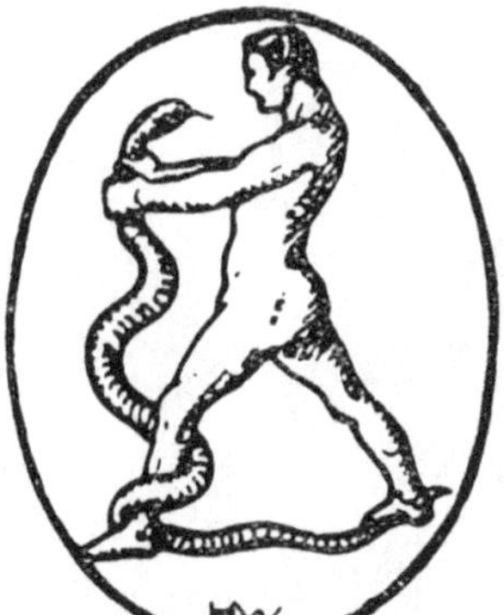

Bonn 1917
A. Marcus & E. Webers Verlag
(Dr. jur. Albert Ahn)

Alle Rechte, insbesondere Uebersetzungsrecht, vorbehalten.
Nachdruck der Zeichnungen verboten.

Druck: Bergische Druckerei und Verlagsanstalt G. m. b. H., Elberfeld.

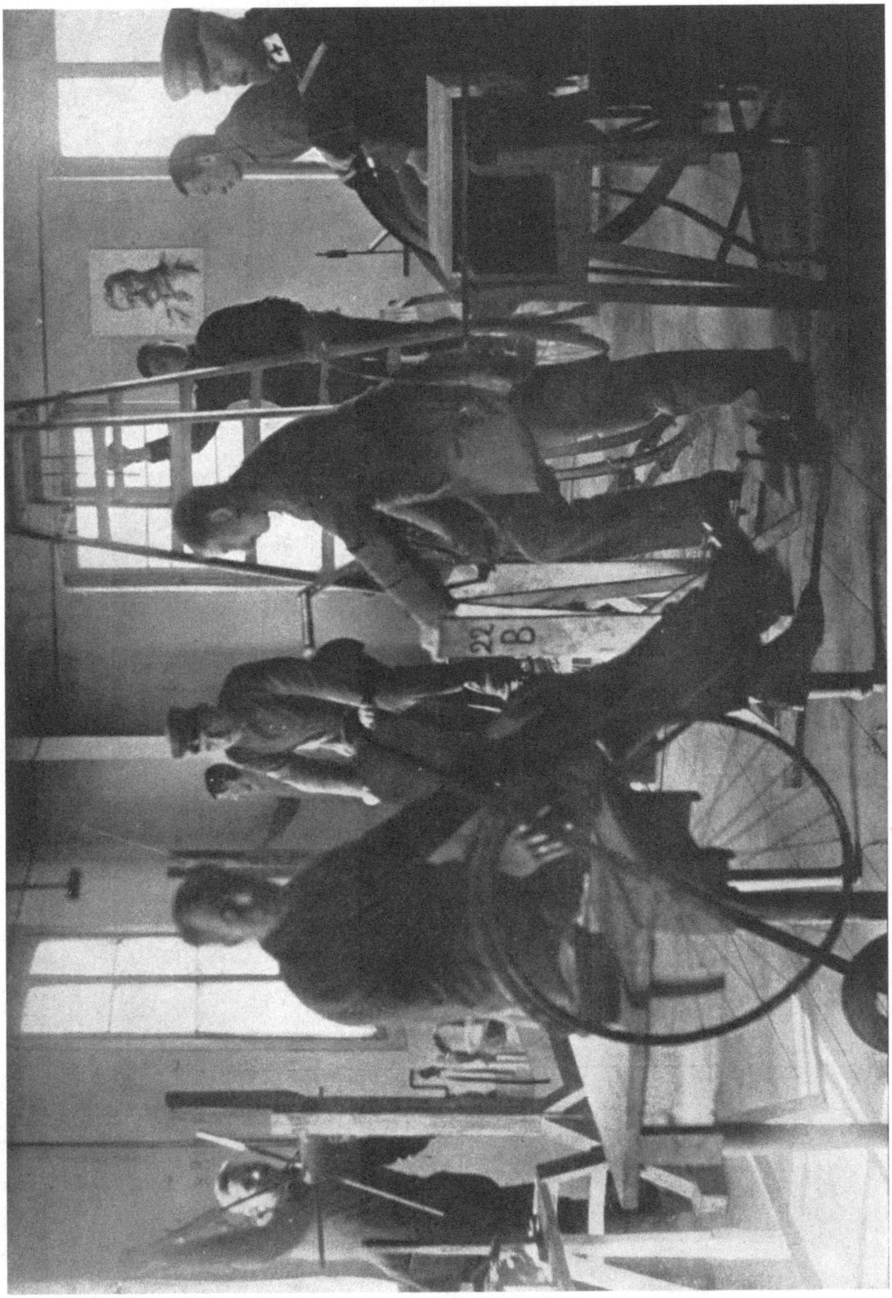

Herausgegeben
auf Anregung und mit Genehmigung der vorgesetzten Behörden.

VORWORT

zur I. Auflage.

Eine Hauptsorge der Lazarettbehandlung bildet die Behandlung der vielen Gelenkversteifungen, Muskelkontrakturen und Atrophien. Wenn die Vorbeugung auch in dieser Beziehung die beste Behandlung ist, auf die von vornherein durch möglichst baldige Bewegungen, durch Anwendung von Schienen und Extensionsverbänden mit Stellungsänderung u. s. w. das größte Gewicht gelegt werden muß, so bleibt doch nach Abschluß der eigentlichen Wundbehandlung noch recht viel zu tun übrig durch Bäder, Heißluft, Massage, Elektrizität und medico-mechanische Uebungen.

Die Lazarette in größeren Städten mit wohl eingerichteten Kliniken, ausgestattet mit den neuesten Zander-Apparaten u. s. w., sind in dieser Beziehung in günstiger Lage, — nicht so die Lazarette in kleineren Orten. Wir versuchten nun anfangs, die einschlägigen Fälle, bei denen wir mit Bädern, Heißluft, Massage und Elektrizität das Ziel nicht erreichten, in andere Lazarette mit entsprechenden Einrichtungen abzugeben. Doch zeigte sich bald, daß dies wegen Ueberfüllung dieser Lazarette auf die Dauer nicht möglich war.

Da aber in diesem Kriege, wie kaum zuvor, in allen möglichen Gelegenheiten die Not erfinderisch macht, so fand sich auch für uns in diesem Falle bald ein Weg, dem Uebelstande abzuhelfen.

Von vielen Seiten waren in dankenswerter Weise Anregungen gegeben worden, die kostspieligen medico-mechanischen Apparate der Fabriken durch einfache zu ersetzen. Wir machten uns diese Anregungen zunutze und begannen unsere medico-mechanischen Uebungen in der hiesigen Turnhalle an Barren, Leiter, als Stabübungen u. s. w. Wir nahmen das obligate alte Fahrrad, eine alte Nähmaschine und Futterschneidemaschine zu Hilfe und versuchten uns mit selbstverfertigten einfachen Pendelapparaten nach Krukenberg'schen Ideen. Im Laufe der Zeit erweiterte sich unser Gesichtskreis, neue Bedürfnisse brachten neue Gedanken und Entwürfe.

Eifrige und besonders wirksame Unterstützung fanden wir durch den im hiesigen Reserve-Lazarett als freiwilligen Krankenpfleger vom Roten Kreuz angestellten Zeichenlehrer am Realgymnasium zu Elberfeld, Herrn H. Waltenberg, der nicht nur mit hervorragendem Fleiß und Geschick sich im Entwerfen und Zeichnen einfacher Apparate betätigte, sondern auch bei den Uebungen selbst durch pädagogisches Talent den Eifer und das Interesse der Verwundeten zu wecken und rege zu erhalten wußte. An dieser Stelle spreche ich ihm für seine außerordentlichen Verdienste um die gute Sache, nicht zuletzt auch für die klaren, instruktiven Zeichnungen dieses Werkchens ganz besondere Anerkennung und Dank aus.

Mit Hilfe von Handwerkern unter dem Lazarettpersonal sowie den rekonvaleszenten Leichtverwundeten wurden in Werkstätten, die hiesige Handwerker gern und unentgeltlich zur Verfügung stellten, mit einfachen Mitteln, zum Teil aus altem Material, unsere Apparate angefertigt. Die nötigsten Rohmaterialien, Holz, Eisen, Nägel, Schrauben, Scharniere u. s. w. mußten allerdings gekauft werden. Die dazu erforderlichen geringen Mittel, sowie die Druckkosten für diese Broschüre wurden in hochherziger Weise durch Schenkung gedeckt.

Nebenbei sei bemerkt, daß wir auf ähnliche Weise auch Schienen, Extensionsapparate, Galgen, Heißluftkästen u. s. w. für das Lazarett hergestellt haben.

So entstand im Laufe der Zeit mit ganz geringen Kosten eine ziemlich reichhaltige Sammlung medico-mechanischer Apparate, die, zwar einfach in ihrer Art, vollständig genügen für alle einschlägigen passiven und aktiven Bewegungs- und Kraftübungen. Ein geeigneter heller, luftiger, heizbarer Raum in einer Remise zur Aufstellung der Apparate wurde uns unentgeltlich zur Verfügung gestellt.

Das vorliegende Schriftchen, in dem die Apparate unserer medico-mechanischen Uebungshalle im einzelnen angeführt und an Hand von Zeichnungen beschrieben werden, soll keine umfassende wissenschaftliche Abhandlung über medico-mechanische Apparate überhaupt sein; diese dürfte sich nachgerade zur Zeit erübrigen. Es soll vielmehr, ähnlich wie andere Abhandlungen — ich erwähne nur das lehrreiche Werkchen von Prof. A. Ritschl — dazu dienen, zu zeigen, mit welch einfachen Mitteln medico-mechanische Apparate, soweit sie für ein Reservelazarett dringendes Bedürfnis sind, mit Hilfe der im Lazarett unter den Leichtverwundeten und dem Sanitätspersonal befindlichen Handwerker ohne erhebliche Kosten hergestellt werden können. Die hier beschriebenen Apparate machen nicht in jeder Beziehung den Anspruch auf Originalität, auch nicht auf Vollkommenheit; das Schriftchen soll nur anregend wirken, dann hat es seinen bescheidenen Zweck erfüllt; möge jeder das Problem auf seine Weise lösen.

Remagen, im März 1916.

Der Verfasser.

VORWORT

zur II. Auflage.

Die erste Auflage ist unter dem Titel: Die orthopädische Uebungshalle des Reservelazaretts Remagen im Selbstverlag erschienen und dem Königlich-preußischen Kriegsministerium zur Verteilung an die Garnison- und Reserve-lazarette überwiesen worden.

Die zahlreichen Nachfragen von Vereinslazaretten u. s. w. haben dargetan, daß das Schriftchen seinen Zweck, anregend zu wirken, nicht verfehlt hat. Ich halte es daher für nicht unangebracht, eine neue Auflage herauszugeben, zumal inzwischen die Apparate der Uebungshalle in einzelnen Punkten wesentlich verbessert und um einige neue vermehrt worden sind. Die Abbildungen sind, um ihrem Zwecke, der möglichst bequemen Nachahmung zu dienen, noch mehr gerecht zu werden, zum Teil erheblich vergrößert worden. Des bequemeren Ueberblicks halber sind Text und Figuren auf je zwei gegenüberstehenden Seiten gedruckt.

Das Werkchen erscheint diesmal, um es auch der ärztlichen Praxis im allgemeinen zugängig zu machen, unter entsprechend verändertem Titel im Buchhandel, da es auch für die Zukunft in der Friedenspraxis in kleinen Krankenhäusern und auf dem Lande einigen Wert behalten dürfte.

Auch bei dieser Neuauflage spreche ich Herrn Waltenberg, Zugführer der Freiw. Krankenpflege, für seine wirksame Unterstützung und Anfertigung der Zeichnungen meinen besten Dank aus.

Die Vereinslazarette und Erholungsheime vom Roten Kreuz seien noch besonders darauf hingewiesen, daß die Provinzialleitung vom Roten Kreuz (Territorial-Delegierter) in Coblenz unserer Einrichtung das wohlwollendste Interesse entgegenbringt. Se. Durchlaucht Fürst Georg Friedrich zu Solms-Braunfels, Reserve-Lazarett-Delegierter, sowie Herr Dr. ing. Anton Hambloch, Delegierter des Kaiserlichen Kommissars und Militär-Inspekteurs der Freiwilligen Krankenpflege (beide in Coblenz) haben sich in dankenswerter Weise bereit erklärt, mit Rat und Tat diejenigen Lazarette vom Roten Kreuz zu unterstützen, die ähnliche Einrichtungen zu schaffen beabsichtigen.

Für die Beihilfe, die uns von dieser Seite auch bei der Herausgabe dieses Buches zuteil wurde, sei an dieser Stelle verbindlichst gedankt.

Remagen, im November 1916.

Der Verfasser.

EINLEITUNG.

Bei der folgenden Beschreibung (**a**) der Apparate ist besonders Gewicht darauf gelegt worden, die einfachen Materialien, die zur Herstellung dienten, genau anzuführen, nebst den geringen Kosten, damit sich jeder ein klares Bild davon machen kann. Dann folgt jedesmal eine kurze Gebrauchsanweisung (**b**), soweit sie nicht ohne weiteres aus den Abbildungen ersichtlich ist, dann eine Erläuterung (**c**) der Wirkungsweise bezw. des Zwecks der Apparate. Es wird dabei besonders der passive und aktive Teil der Wirksamkeit hervorgehoben. Da Gelenkversteifungen und Muskelkontrakturen mit Atrophien häufig Hand in Hand gehen, so ist auch bei den Heilbestrebungen auf die aktive Muskelübung ebenso viel Gewicht zu legen, wie auf die passive Gelenkgymnastik; beide Momente müssen zur Geltung kommen und sich ergänzen.

Viele Apparate dienen natürlicherweise einem mehrfachen Zwecke. Andererseits sind allmählich mit wachsendem Bedürfnis manche Apparate entstanden, mit denen die gleiche oder eine ähnliche Wirkung erzielt wird; trotzdem dürften sie alle ihre Existenzberechtigung haben, da ja nach den jeweiligen Umständen manchmal der eine, manchmal der andere sich bequemer herstellen läßt, bezw. im Gebrauche den Vorzug verdient. So ist z. B. bei den Pendelapparaten teils die bekannte gewöhnliche Pendelvorrichtung zur Anwendung gekommen, wobei wir die Winkelstellung in einfacher Weise durch eine verstellbare Hebelstange regulierten, (z. B. App. 7, 12), teils wurden alte Räder, speziell Fahrräder, Kinderwagenräder usw. verwandt, welche mit Hilfe von alten Eisenstücken in einfacher Weise zu Pendeln hergerichtet wurden. Das Rad erleichtert dabei im Sinne eines Schwungrades die Pendelbewegung und verleiht ihr eine größere Gleichmäßigkeit; namentlich bei den pendelnden Fingerübungen ist das nicht ohne Bedeutung.

Zur Erzielung von Widerstandseffekten und Sicherheitsarretierungen dienen meist Spiralfedern. (Diese können von folgenden Firmen bezogen werden: 1. Federnwerk Paul Plate, G. m. b. H., Hagen i. W.; 2. Mettmannner Federnwerk J. Burberg, Eicker u. Sohn, Mettmann.)

Im Anhang wird noch eine kurze Anleitung gegeben, wie auch Freiübungen in praktischer Weise der Orthopädie im Lazarett dienstbar gemacht werden können.

1a.

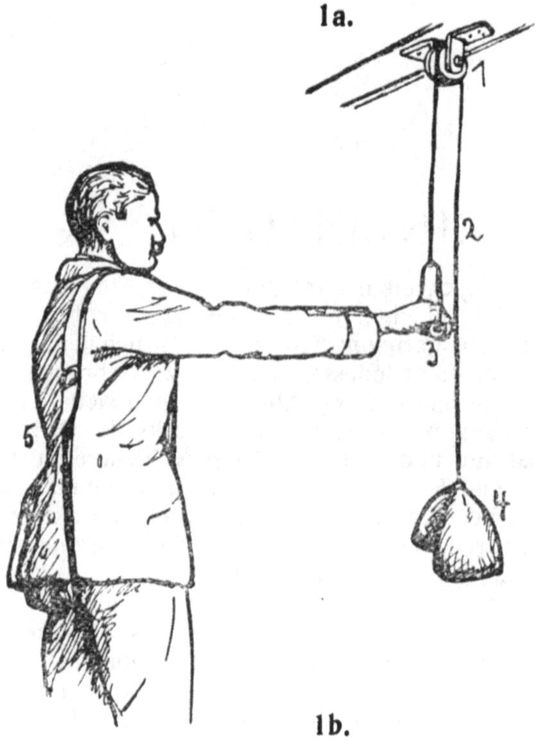

1b.

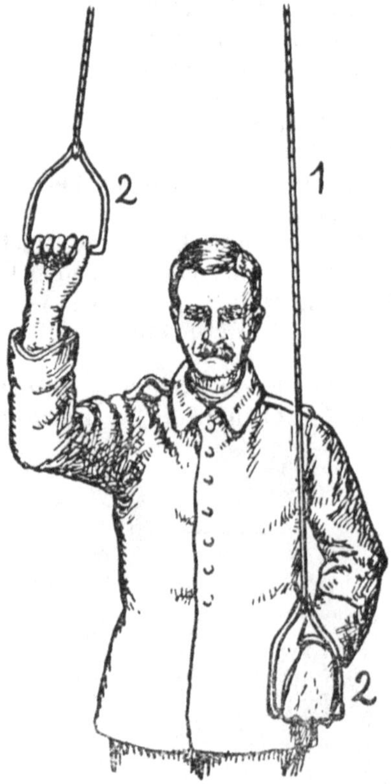

A. Apparate für die obere Extremität.

Rollenzugvorrichtung für Arm- und Schulterbewegungen.

1 a.

a) An der Zimmerdecke sind 5 Eisenrollen (1) befestigt. Ueber diese laufen Schnüre (2), die an dem einen Ende je einen Sandsack (4), am andern Ende je einen Handgriff (3) tragen. Der Handgriff besteht aus einem einfachen Rundholz, durch das ein umgebogener Eisendraht geht. Die Sandsäcke sind verschieden schwer, 5 bis 20 Pfd.

Kosten: Für Rollen, Schnur, Stoff zu den Sandsäcken zusammen 4 Mk. Die Sandsäcke wurden von Stationsschwestern genäht.

b) Siehe Zeichnung. Der Apparat wird mit Vorteil von fast allen Armverletzten benutzt. Man kann u. U. auch zwei benachbarte Sandsäcke mit beiden Armen gleichzeitig benutzen. In vielen Fällen ist es zweckmäßig, durch einen Riemen oder Gurt (5) das Schulterblatt zu fixieren, damit die Bewegung auch wirklich im Schultergelenk stattfindet. Je nach der Stellung des Uebenden kommen die vielseitigsten Wirkungsarten, Heben des Arms nach vorn, hinten oder seitwärts, Bewegung des Arms mehr in Streck- bezw. Beugestellung usw. zustande.

c) Passive Bewegung des Schulter-, Ellbogen- und Handgelenks. Aktive Kräftigung der Armbeugemuskeln, ferner der Herunterzieher des Arms (untere Portion des m. pect. maj., m. latiss. dorsi, m. teres major).

1 b.

a) Dieser Apparat ist dem vorigen ähnlich, nur sind statt des Sandsacks und des Handgriffs zwei Handgriffe (2) an der Schnur (1) befestigt.

b) Ohne weiteres ersichtlich.

Kosten: Für gesamtes Material 1 Mk.

c) Passive Bewegung einer versteiften Schulter mit Hilfe des gesunden Arms.

2.

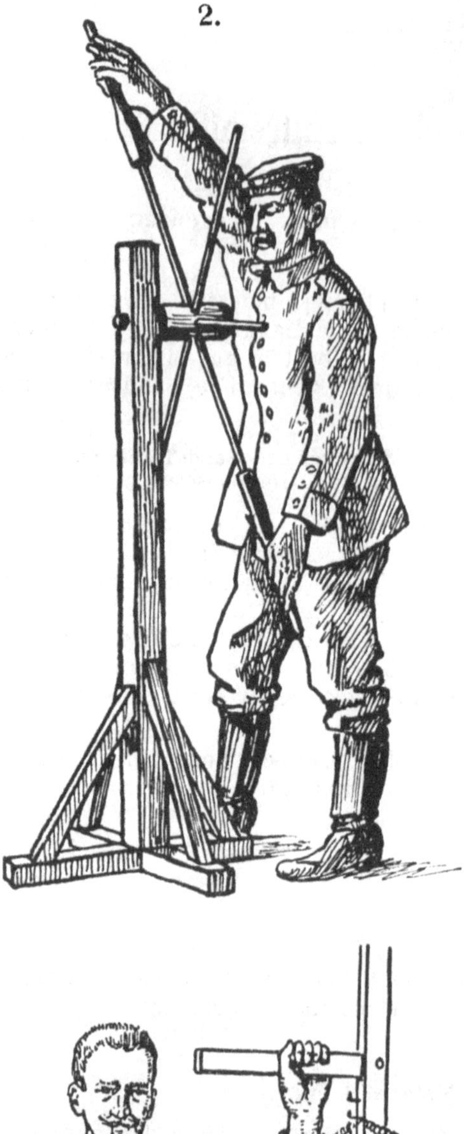

3.

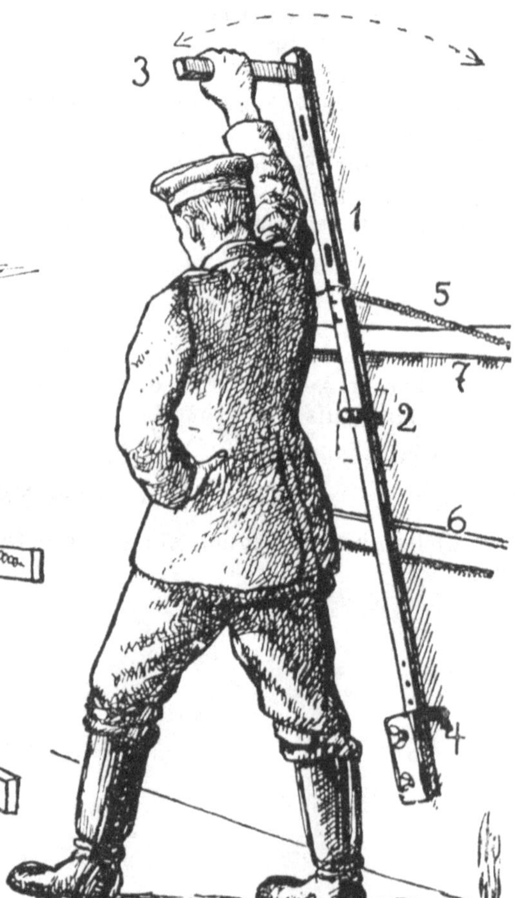

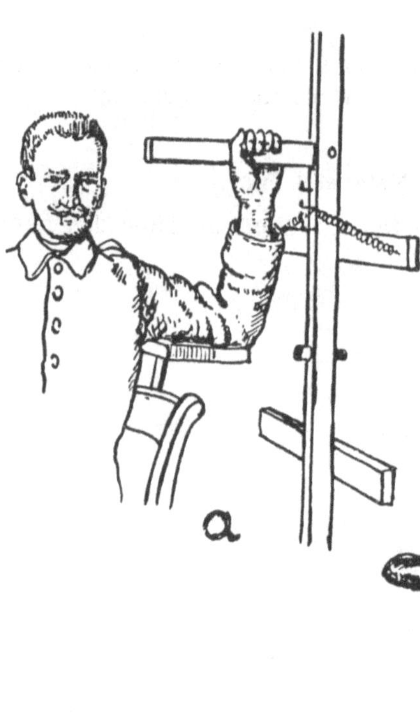

a

2.

Einfaches Uebungsrad.

a) Der Apparat besteht aus einem alten, leichten Wagenrad, dessen Felgen fehlen und an dem zwei gegenüberliegende Speichen durch hölzerne Handgriffe verlängert sind. Das Ganze ist mittels einer eisernen Achse an einem Holzgestell montiert. Die Höhe der Achse vom Fußboden beträgt 145 cm. In Ermangelung des Gestells kann der Apparat auch an der Wand montiert werden. Ist kein passendes Rad vorhanden, so läßt sich durch ein rundes Stück Eichenholz, in das zwei Eisenstäbe als Speichen hineingesteckt werden, leicht Ersatz schaffen.

Kosten des Holzes: 2 Mk.

b) Der Uebende faßt in fester Spreizstellung mit ausgebreiteten Armen die Holzgriffe und dreht das Rad hin und her.

c) Der Apparat dient hauptsächlich dazu, die Wirbelsäule zu bewegen, sowie die Schulter- und Rückenmuskeln zu kräftigen. Bei Versteifung eines Schultergelenks wird der kranke Arm durch Druck des gesunden passiv gehoben. Auch Ischias-Rekonvaleszenten und Kranke mit chronischer Lumbago können den Apparat mit Vorteil benutzen.

3.

Schulterpendel mit Widerstand.

a) Der Hauptteil ist eine 1,80 m lange Holzlatte (1), die sich um eine in der Wand verankerte Achse (2) dreht und unten ein ziemlich schweres Stück Eisen als Pendelgewicht (4) trägt. Am oberen Ende, etwa 20 cm tiefer und ungefähr in der Mitte hat die Pendelstange vierkantige Oeffnungen zum Einstecken des Handgriffes (3). Zwischen Wand und Pendel sind zur Führung die beiden Holzlatten (6 und 7) angenagelt; von der oberen Latte führen zur Pendelstange zwei Spiralfedern (5), die an drei oberhalb der Achse angebrachten Stiften verschieden straff angehängt werden können.

Kosten: Für Holz, Spiralfedern, Achse und Schraube zusammen ca. 2.50 Mk.

b) Wird der Apparat bei gestrecktem Arm im Stehen gebraucht, so wird der Handgriff 3 je nach der Größe des Uebenden in die oberste oder zweite Nute eingesteckt, beim Sitzen und im Ellbogen gebeugten Arm in die dritte Nute. Der Uebende drückt den Holzgriff nach vorn, worauf das Pendel durch die Spiralen und das Gewicht nach hinten gezogen wird. Die Federeinspannung muß verschieden straff sein, je nachdem ein stärkerer oder geringerer Widerstand, bezw. Zug zweckmäßig ist; es kann auch nötig werden, eine Feder auszuhängen. Beim Sitzen wird der Oberarm auf die Stuhllehne gestützt, auf die ein Stützbrettchen aufgesteckt wird. (Siehe Fig. a.)

c) Aktiver Druck des hochgestreckten bezw. gebeugten Armes nach vorn, (Kraftübung des m. pect. maj.), passiver Zug rückwärts. Bei gestrecktem Arm erzielt der Apparat besonders ausgiebige Bewegung bis zur Senkrechten und darüber hinaus nach hinten; bei gebeugtem Arm ergeben sich Rollbewegungen im Schultergelenk.

4.

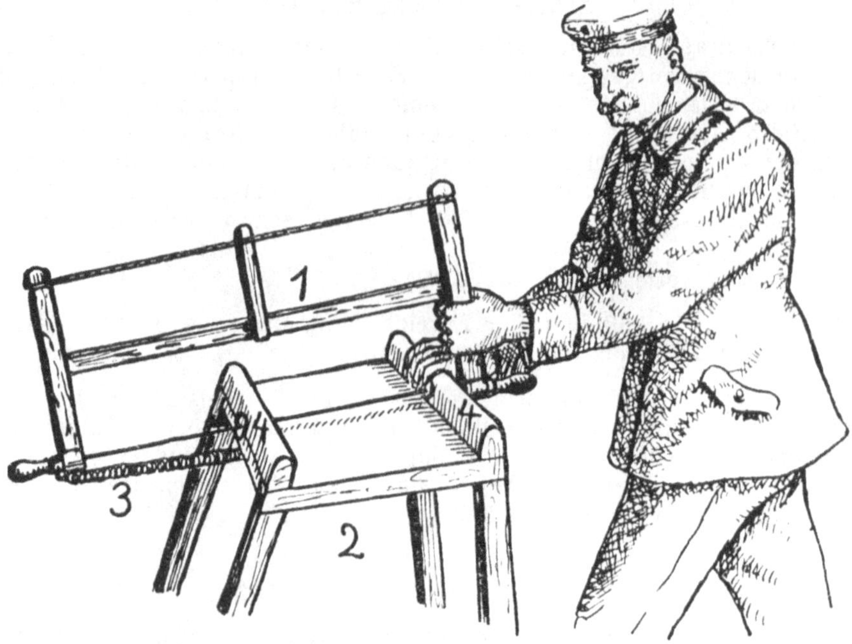

5.

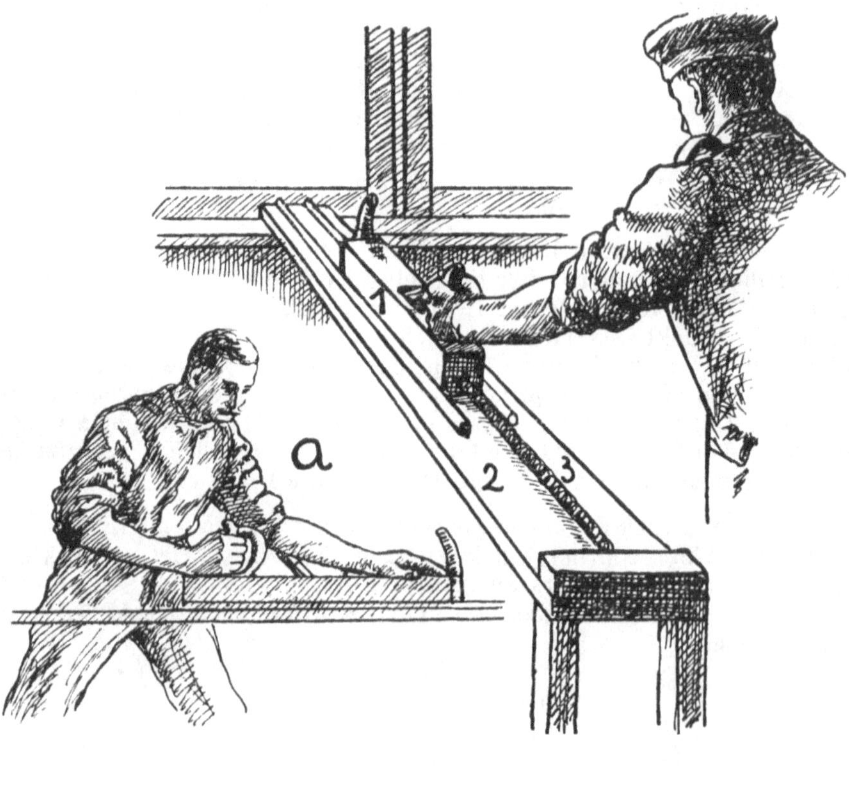

4.

Apparat für Sägebewegungen mit Widerstand.

a) An einer alten Säge (1) ist das Sägeblatt durch eine dünne Eisenstange ersetzt. Das Ganze ist auf einem Holzgestell (2) mit schräggestellten Füßen und oberem, etwas schräg nach hinten abfallenden Brett montiert. Zur Führung der Säge sind auf diesem Brett vorn und hinten zwei halbrunde Latten mit je einem Loch (4), wodurch die Eisenstange geht, angenagelt. Eine starke Spiralfeder (3) verbindet Gestell und Säge.

Kosten: Für Holz und Spirale 3,50 Mk.

b) Der Uebende stellt sich in Ausfallstellung, faßt die Säge, stößt den Arm nach vorn, die Spirale zieht Säge und Arm zurück.

c) Die passive Wirkung des Apparates richtet sich gegen Schulter- und Ellbogenversteifungen. Aktiv werden hauptsächlich der m. triceps und m. serrat. ant. major geübt.

5.

Apparat für Hobelbewegungen mit Widerstand.

a) Dieser in seiner Wirkung und Konstruktion dem vorigen ähnliche Apparat besteht aus dem alten Hobel (1), der zwischen zwei Latten als Führungsleisten auf dem Grundbrett (2) (2 m lang) gleitet und hinten als Widerstand die starke Spiralfeder (3) trägt, die ihrerseits an einem starken Klotz am Ende des Grundbrettes befestigt ist. Das Grundbrett ruht vorn auf einem Fensterbrett, hinten auf einer einfachen Stütze.

Kosten: Für Holz und Feder 2,50 Mk. Falls kein Hobel kostenlos zu haben ist, kann er leicht durch einen Holzklotz mit zwei Griffen ersetzt werden.

b) Aus der Zeichnung ersichtlich.

c) Wirkungsweise und Zweck dieses Apparates sind ähnlich denen des vorigen, wenn man ihn ausschließlich mit dem kranken Arm benutzt.

Benutzt man ihn mit beiden Armen in der gewöhnlichen Hobelstellung, so unterstützt der gesunde Arm, der den vorderen Griff umfaßt, in seinen Bewegungen den versteiften oder geschwächten kranken Arm. (Siehe Fig. a.)

6.

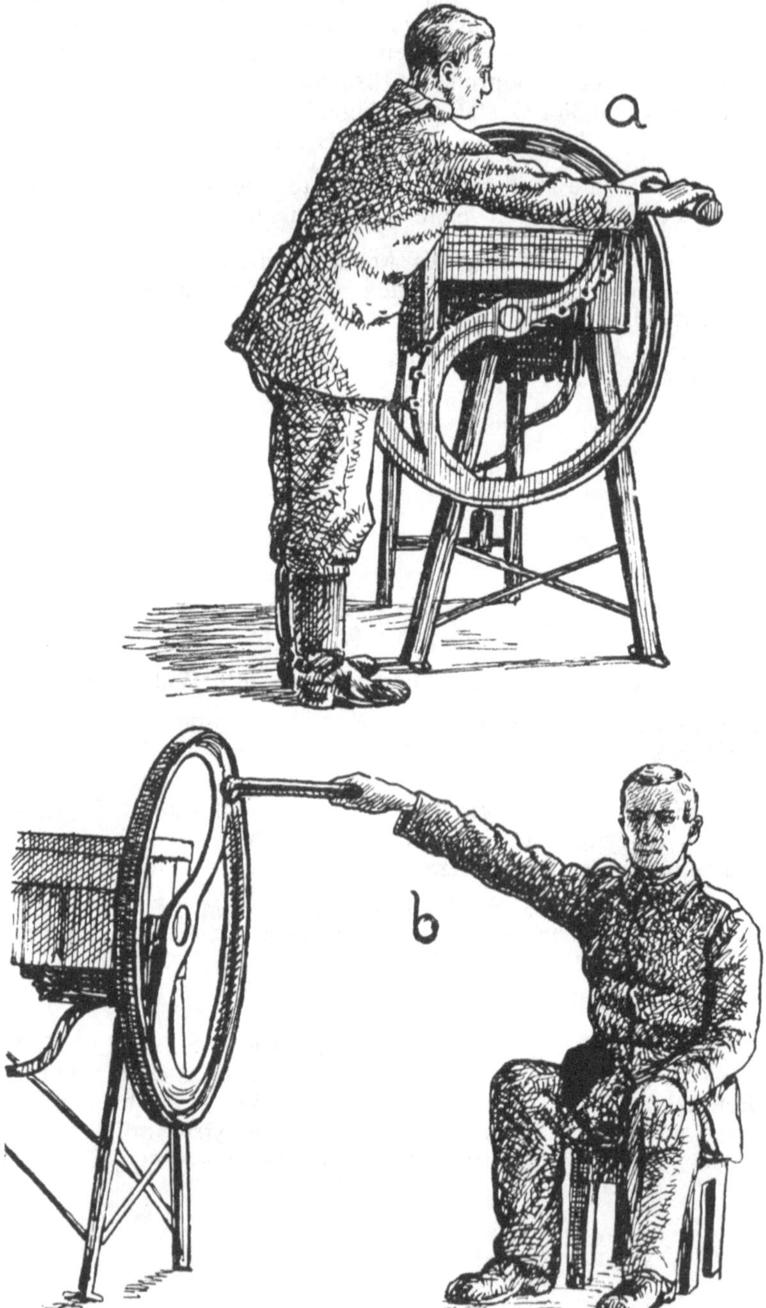

6.

Alte Futterschneidemaschine.

(Statt dessen kann eine Wringmaschine, ein alter Schleifstein usw. benutzt werden.)

a) Beschreibung erübrigt sich. Die Messer der alten Häckselmaschine sind entfernt und die Kammräder durch einen Holzkasten verdeckt worden, um Verletzungen vorzubeugen.

b) Anwendungsmöglichkeiten:

1. Der Uebende erfaßt stehend, in Grundstellung der Füße, die Kurbel mit beiden Händen und dreht das Rad. (Siehe Fig. a.)
2. Dasselbe tun 2 Leute, die sich gegenüber stehen.
3. Das Rad wird in sitzender Stellung mit den Händen gedreht.
4. Der Mann setzt sich seitwärts auf einen Stuhl und erfaßt mit einer Hand und ausgestrecktem Arm das Kurbelende, wodurch eine rotierende Bewegung des Schultergelenkes zustande kommt. (Siehe Fig. b.)
5. Auch für Beinbewegungen kann der Apparat von 1 oder 2 Personen benutzt werden.

c) Aus den verschiedenen unter b geschilderten Anwendungsarten ergibt sich ein vielseitiger Zweck des Apparates bei Schulter- und Ellbogenversteifungen, sowie zur Kräftigung der gesamten Arm-, Schulter und Rumpfmuskulatur. Setzt man den Fuß auf die Kurbel und dreht mit der Hand das Rad, so kann der Apparat auch zweckmäßig bei Hüft-, Knie- und Fußversteifungen gebraucht werden.

7.

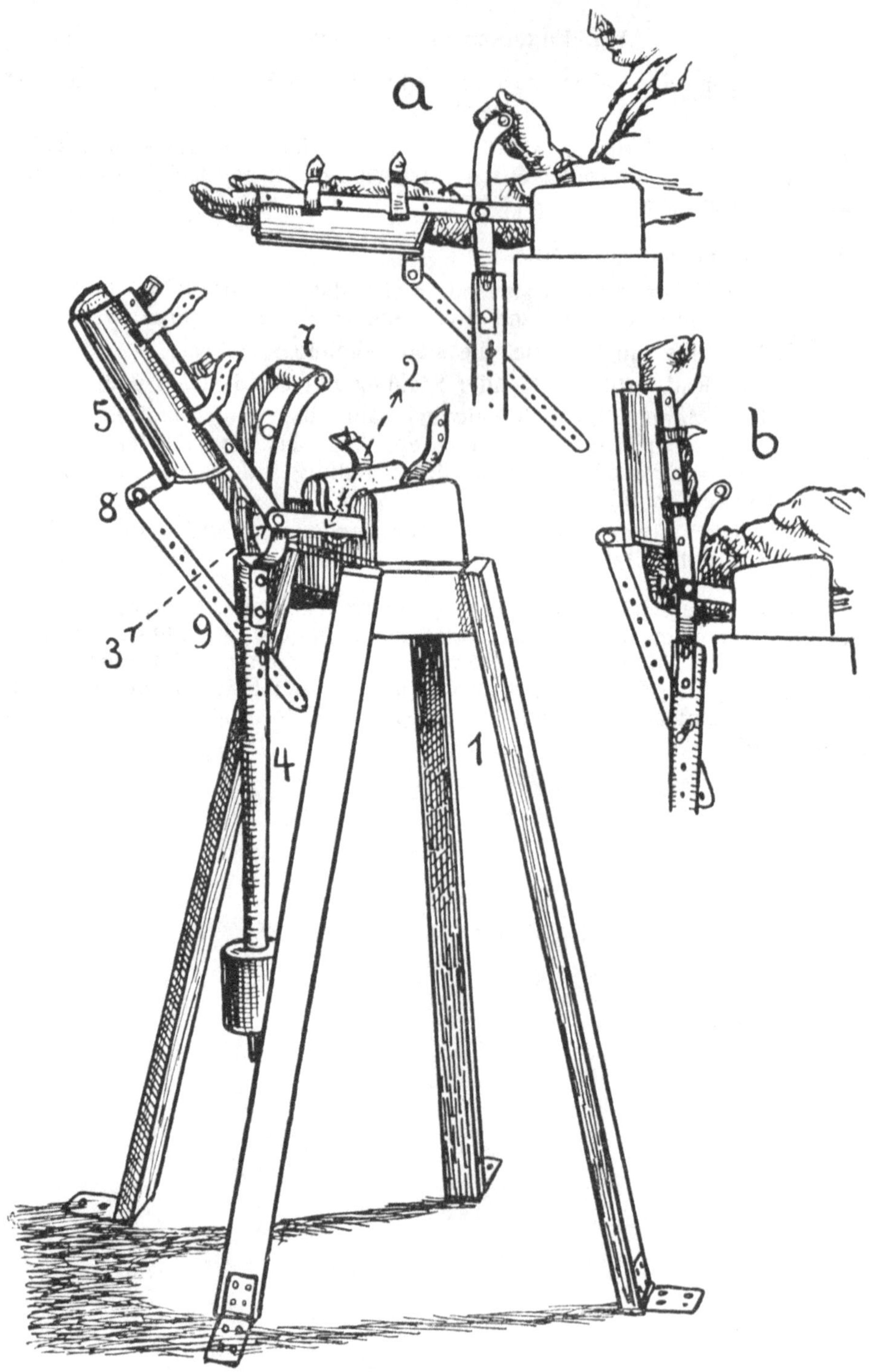

7.

Ellenbogenpendel.

a) Das Holzgestell (1) besteht aus vier schräggestellten, am Fußboden angeschraubten Füßen und einem oberen, tief ausgerundeten und mit Filz überklebten Holzblock. (Das Gestell ist 125 cm hoch.) In den Holzblock sind zwei kräftige Flacheisen (2) eingelassen, die nach vorn 12 cm herausragen. Diese Eisen sind hochkantig aufgestellt, vorn durchlocht und tragen Pendel (4) und Armteil (5). Das Pendel besteht aus einer 60 cm langen Holzstange, die oben vierkantig, unten rund ist und ein verschiebbares Gewicht (beliebiges Eisenstück) trägt. Um das obere vierkantige Ende des Pendels legen sich beiderseits zwei 50 cm lange Flacheisen (6), die gabelförmig auseinander gebogen und oben durch einen Griff (7) verbunden sind. Der Armhalter (5) besteht aus einem ausgerundeten und mit vier Schlitzen — für Aufnahme zweier Riemen — versehenen runden Eisenblech (von einem alten Ofenrohr), zwei seitlichen, 30 cm langen Flacheisen und einer unteren Eisenkante. An dem unteren Ende dieser Kante sitzt senkrecht ein kurzes Eisenblechstück (8), an dem drehbar ein Hebel (9) befestigt ist. Dieser ist in kurzen Abständen durchlocht und geht mit dem unteren Ende in einen Schlitz der hölzernen Pendelstange (4) hinein, wo er mittels Schraube oder Stiftes fixiert wird. Durch diese Vorrichtung kann man dem Armhalter eine beliebige Stellung geben. Bei 3 sind die Pendeleisen, sowie die Flacheisen des Armhalters zusammen mit den Eisen des Holzblocks beiderseits durch Schraubenbolzen gelenkig verbunden.

Kosten: Holz, Eisen, Riemen 10 Mk.

b) Der Arm wird durch die Gabel des Pendels in den Armhalter gesteckt und mit den Riemen festgeschnallt. Je nach der Beugefähigkeit des Arms wird dem Armhalter durch Einstellung des Hebels (9) die gewünschte Winkelstellung gegeben. (Siehe Fig. a und b.) Der Ausschlag des Pendels kann noch besonders durch Verschiebung des Gewichts reguliert werden. Der Griff (7), der nicht unbedingt nötig ist, kann dazu dienen, die Pendelbewegung des kranken Arms mittels der gesunden Hand aktiv zu unterstützen.

c) Passive Pendelbewegungen bei versteiftem Ellbogen in den verschiedensten Winkelstellungen. Bei Beginn der Uebungen kann die Wirkung des Pendels durch aktive Nachhilfe mittels des Griffes (7) unterstützt und dosiert werden.

Hier sei bemerkt, — was auch für alle anderen Pendelapparate gilt, — daß die Pendelübungen anfangs mit besonderer Vorsicht ausgeführt werden müssen, damit nicht eine zu starke Reizung der versteiften Gelenke entsteht, die sich in Schmerzen und Gelenkschwellung äußert.

8.

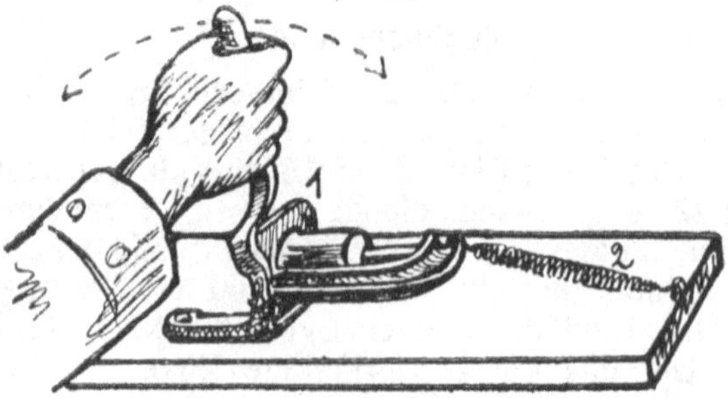

9.

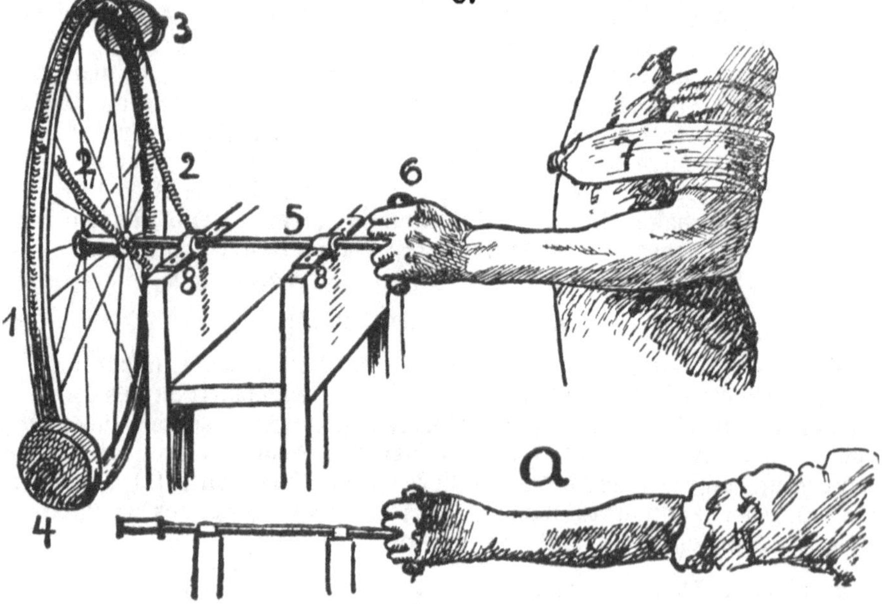

10.

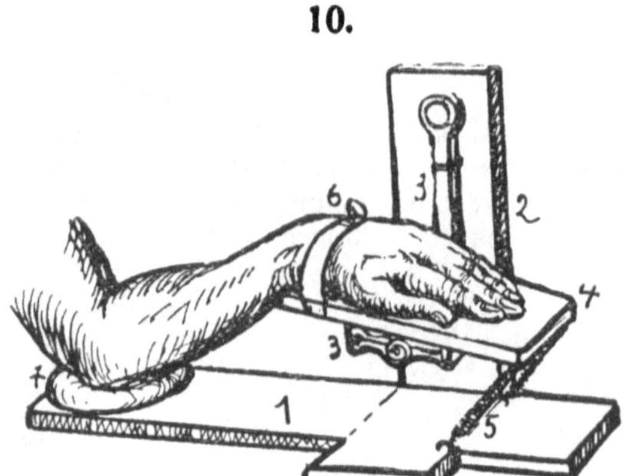

Apparate für Pro- und Supinationsbewegungen der Hand.

8.

Apparat für aktive Uebung.

a) Ein alter Flaschenöffner (1) wird auf einem Brettchen befestigt. Am hinteren Ende des Eisenbügels ist eine Spiralfeder (2) angebracht, die den Widerstand beim Drehen des Hebels und das Zurückziehen desselben bewirkt.

b) Siehe Zeichnung.

c) Aktive Pro- und Supinationsübungen.

9.

Pendelapparat für Unterarmrollen.

a) Der Apparat besteht aus einem alten Kinderwagenrad (1) mit Achse (5) und Holzgriff (6). Achse und Radnabe sind fest vernietet. Unten an dem Radreifen ist ein 5 Pfd. schweres Gewicht (4), oben ein 2 Pfd. schweres Gegengewicht (3) befestigt. Die Achse läuft in 2 Eisenblechlagern (8) und ist auf dem Kasten der Futterschneidemaschine (siehe oben, Apparat 6) befestigt. Vom Gestell nach vorn und hinten zur Radfelge führt je eine dünne Spiralfeder (2), die zur Arretierung dienen und ein Ueberschlagen des Rades verhindern.

Kosten: Rad, Achse, Holzteil, Gewichte kostenlos, Spiralen 60 Pfg.

b) Aus Figur ersichtlich. Der Gurt (7) dient zur Fixierung des Oberarms an der Brust. Statt dessen kann der Arm auch durch die andere, vom Rücken her herum greifende Hand fixiert werden. (Siehe Seite 22, Fig. 3.)

c) Pendelbewegungen für Pro- und Supination des Unterarms bei Ellbogenversteifungen, sowie bei ausgedehnten Verwachsungen der Knochen und Weichteile im Bereiche des Unterarmes.

Setzt sich der Übende auf einen Stuhl und faßt den Griff bei seitwärts gestrecktem Arm, so ist auch das Schultergelenk durch Rotationsbewegungen an der Uebung beteiligt. (Siehe Fig. a.)

Aktive und pendelnde Pro- und Supinationsübungen lassen sich auch mit einer leichten Hantel ausführen, die man in der Hand leicht schwingend hin und her dreht.

10.

Apparat für aktive und passive Handbewegung.

a) mit einem Grundbrett (1) ist ein senkrechtes Brettchen (2) verbunden. An letzterem ist mittels Draht ein Fahrradpedal (3) befestigt. Auf dem Fußteil des Pedals ist ein Brettchen (4) aufgeheftet, das hinten einen Riemen (6) trägt und am vorderen Ende durch zwei Spiralfedern (5) mit dem Grundbrett verbunden ist.

Kosten: Holz, Riemen und Spiralen 1,50 Mk.

b) Der Ellbogen wird auf ein einfaches Polster (7) am Ende des Grundbrettes gelegt, die Hand wird auf das Pedalbrettchen (4) geschnallt und drückt das Ende desselben herab. Die gespannten Spiralfedern ziehen das Brett wieder zurück. Dadurch entsteht gewissermaßen eine pendelnde Bewegung, indem der Ausschlag nach der einen Seite durch den Armdruck, nach der anderen durch die Federkraft bewirkt wird.

c) Verwendung bei Handgelenkversteifungen.

11.

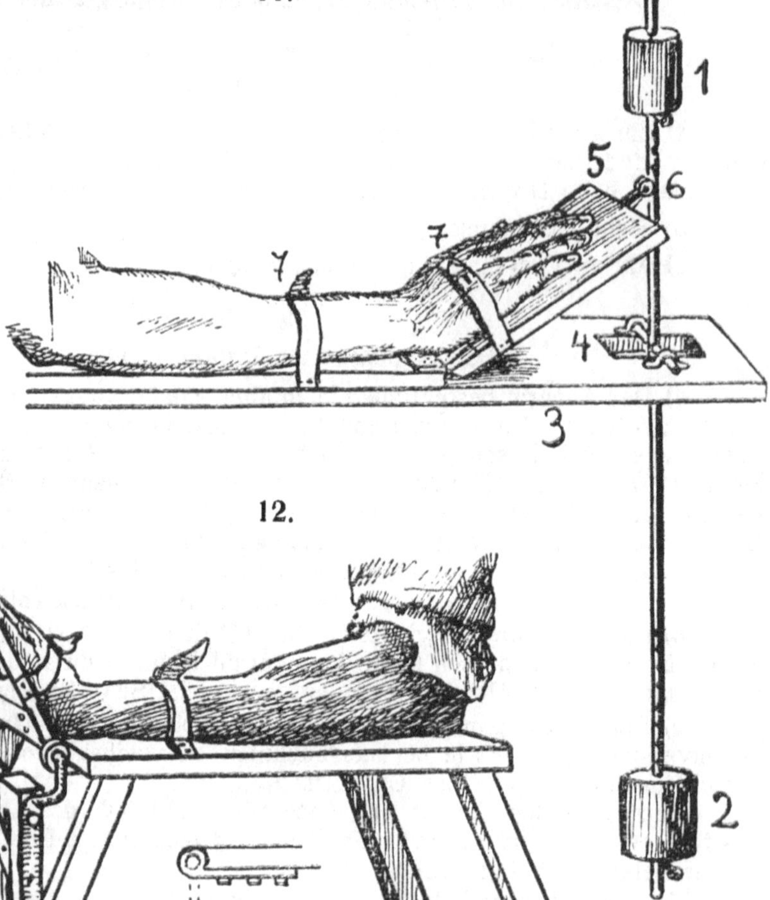

12.

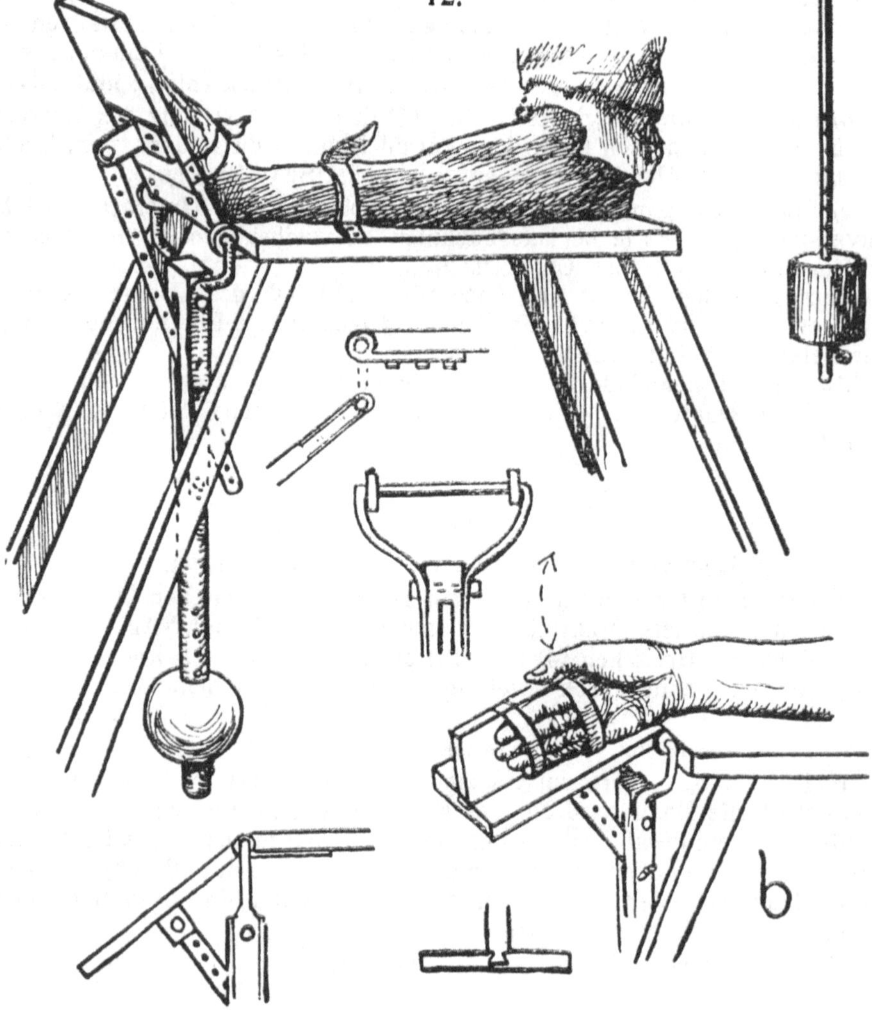

Pendelapparate für die Hand.

11.

a) Der Apparat besteht aus einem Pendel (Eisenstange mit verschiebbarem Gewicht und Gegengewicht) (1 u. 2), das sich in dem Schlitz (4) eines Grundbrettes (3) bewegt und hier durch einen kleinen Querstift gehalten wird. Mittels Scharniers ist auf dem Grundbrett (3) das bewegliche Handbrettchen (5) verbunden, das in der Mitte der freien Kante ein sog. Gardinenrädchen (6) trägt. Dieses läuft an der Pendelstange auf und ab und soll die Reibung vermindern. An dem Grundbrett und beweglichen Brett sind zwei Riemen (7) befestigt. Das Ganze kann auf einem beliebigen Untergestell ruhen. Der Schlitz für die Pendelstange kann aber auch direkt in der Platte eines alten Tisches angebracht sein.

Kosten: Holz, Eisen, Rädchen 1 Mk., Riemen 1,80 Mk., zusammen 2,80 Mk.

b) Aus der Zeichnung ersichtlich. Durch Verschieben des Gewichts kann der Ausschlag des Pendels geregelt werden.

c) Pendelnde Bewegungsübung bei Handgelenkversteifung in Verbindung mit aktivem Druck der Hand.

12.

Während der vorige einfache Apparat auf jedem tischartigen Gestell aufgelegt werden kann, kann man auch eine Pendelvorrichtung für Handbewegung eigens an einem Gestell anbringen, wobei das pendelnde Handbrettchen eine weit ausgiebigere, regulierbare Bewegungsmöglichkeit erhält.

a) Der Apparat ist analog dem Ellbogenpendel (siehe oben, App. 7) konstruiert, mit dem Unterschiede, daß an Stelle der Armrinne ein mit zwei Riemen versehenes flaches Brettchen zum Auflegen der Hand angewandt wird. Man kann den Apparat auch für radiale und ulnare Ab- und Adduktionsübungen der Hand benutzen. Dann muß in die auf der Oberseite des Handbrettchens eingearbeitete nutenförmige Rinne ein mit entsprechender Kante versehenes senkrechtes Brettchen, das zwei Schnallriemen trägt, eingeschoben werden. (Siehe Fig. b.)

Kosten: Holz, Eisenteile, Riemen 8 Mk.

b) Bei Figur a wird die Hand in Volar- oder auch Dorsallage auf das Handbrettchen geschnallt. Die Winkelstellung des Brettchens und die Länge des Pendels wird entsprechend geregelt. Will man Ab- und Adduktionsübungen vornehmen, so wird die Hand in Kantenstellung auf dem Kleinfingerballen an das senkrechte Brettchen angeschnallt. (Siehe Fig. b.)

c) Pendelübungen des Handgelenks im Sinne einer Beugung und Streckung, bezw. Ab- und Adduktionsbewegung in verschiedenen Winkelstellungen mit geringerem oder stärkerem Pendelausschlag.

13.

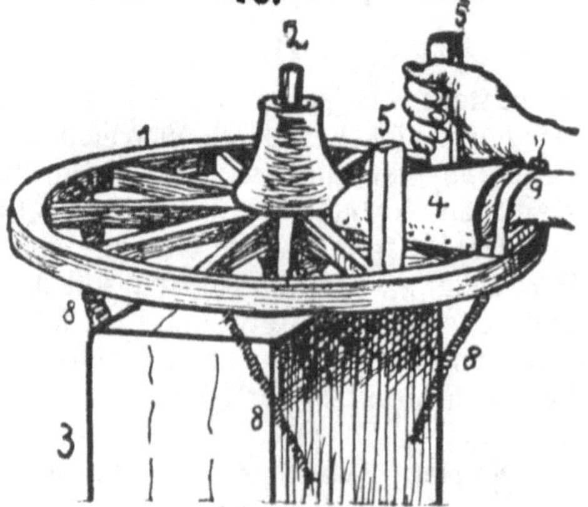

14.

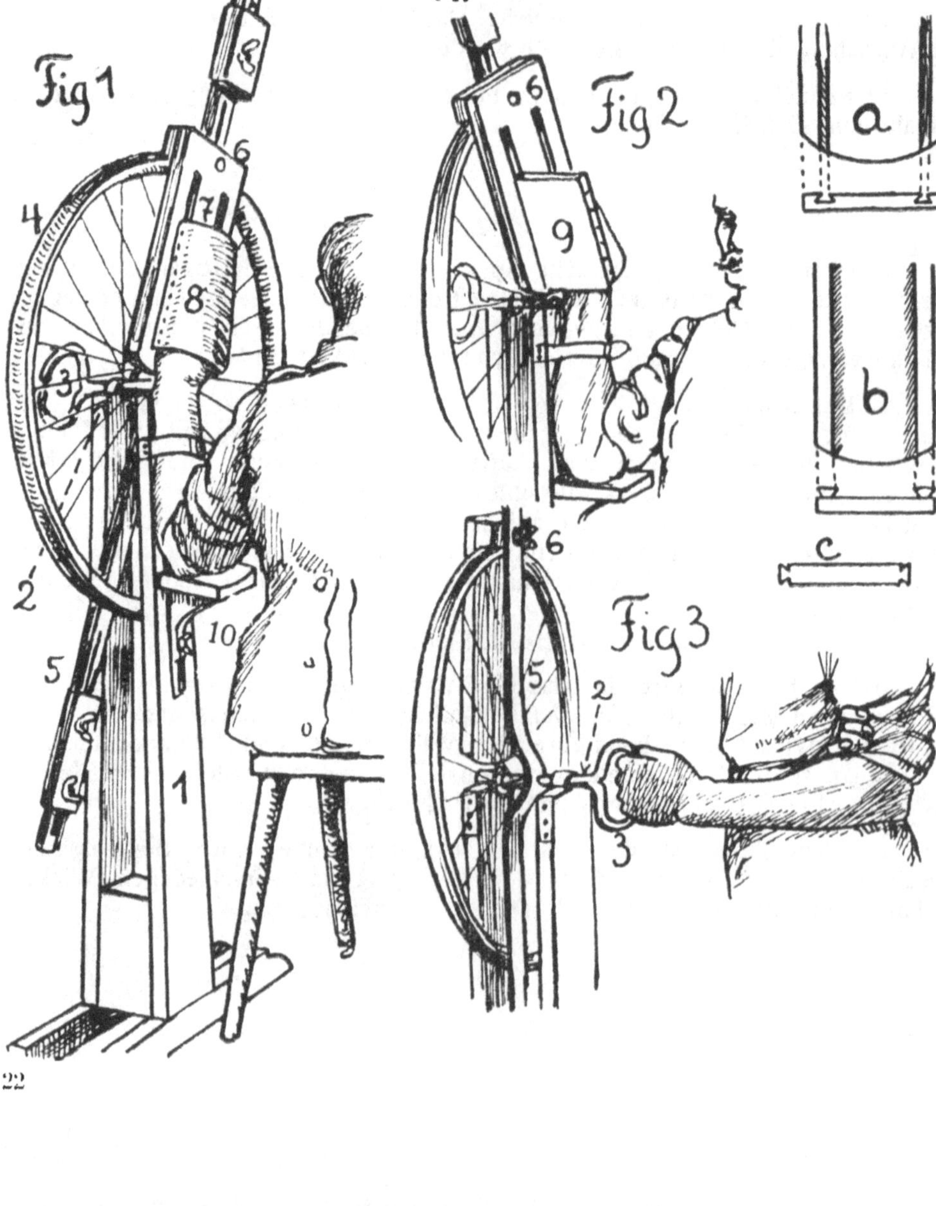

13.

Handbewegungsrad.

a) Eine alte Kiste (3) von 80 cm Höhe trägt ein altes, leichtes Wagenrad (1) von 70 cm Durchmesser. Als Achse dient ein Besenstiel (2). Zur Verminderung der Reibung liegt unter der Radnabe eine durchlochte Blechscheibe. Auf das Rad ist wagerecht ein Brettchen mit Lederschuh (aus einem alten Stiefelschaft) befestigt. Vor dem vorn offenen Lederschuh (4) sitzt an dem Brettchen der Riemen (9). In einem Abstand von je 10 cm von dem Handbrett aus sind an der Innenseite der Felgen 2 Stiele (5) angenagelt. Das Rad wird hinten durch eine starke, vorn durch zwei schwache Spiralfedern (8) an der Kiste fixiert.

Kosten: Rad und Kiste kostenlos, Riemen und Spiralfedern 2,50 Mk.

b) Die kranke Hand wird in den Lederschuh (4), der nötigenfalls mit Filz ausgepolstert ist, hineingesteckt und mit dem Riemen festgeschnallt. Der Oberarm wird durch einen Gurt an dem Körper fixiert. Die gesunde Hand faßt den Handgriff (5) und dreht das Rad hin und her. Der Zug der Spiralfedern zieht das Rad automatisch zurück. Dadurch kommt eine pendelartige Bewegung zustande.

c) Pendelartige Ab- und Adduktionsbewegungen im Handgelenk, die durch die gesunde Hand unterstützt werden.

14.

Kombinierter Apparat für Handbewegungen.

Dieser Apparat vereinigt in sich die Wirkungsweisen der Apparate 9 bis 13.

a) Der Apparat besteht aus einem 1 m hohen Holzgestell (1), dessen zwei Schenkel oben 10 cm weit auseinander stehen. Auf diesen Schenkeln ruht oben in 2 Eisenblechlagern eine 1 cm dicke Eisenachse (2), die an einer Seite in den Griff (3) ausläuft. Auf die Achse ist das Schwungrad (4), ein altes Fahrrad, fest angenietet. An der dem Griff gegenüber liegenden Seite ist — drehbar um die Achse (2) — das mit einem oberen leichten und unteren schweren und verstellbaren Gewicht versehene Pendel (5), ein altes Flacheisen, aufgelegt, das mittels einer Stellschraube (6) an der Radfelge festgeschraubt ist. Oberhalb der Achse ist mittels Stellschrauben auf dem Rade das unten abgerundete Handbrett (7) angebracht. Dieses Brett ist mit zwei nutenförmigen Rinnen versehen (siehe a), die zur Aufnahme der „Federn" dienen, die sich unter dem mit Lederschuh versehenen Brettchen (8) befinden (siehe b). Das Brettchen 8 wird mittels seiner Federn von unten her auf das Handbrett (7) geschoben. Ein zweites Brettchen (9) trägt an den beiden Seitenkanten federförmige Rillen (siehe c), so daß es senkrecht zum Handbrett stehend eingeschoben werden kann. Etwa 25 cm unterhalb der Achse ist das verschiebbare Stützbrett (10) angebracht.

Kosten: Holz, Eisen, Leder 8 Mk.

b) Bei Ab- und Adduktionsbewegungen der Hand wird die Hand mit auf (10) aufgestütztem Ellbogen in das Brettchen (8) des Handteils gesteckt und festgeschnallt (Fig. 1). Für Beugebewegungen im Handgelenk wird das Brettchen (9) mit der der linken bezw. rechten Hand entsprechenden Kante eingeschoben (Fig. 2). Um Pro- und Supinationsübungen der Hand vorzunehmen, umfaßt die kranke Hand den Griff (3) und die gesunde Hand — oder ein Gurt — fixiert den Oberarm (Fig. 3).

c) Passive Beuge-, Ab- und Adduktions- sowie Pro- und Supinationsbewegungen des versteiften Handgelenks.

15.

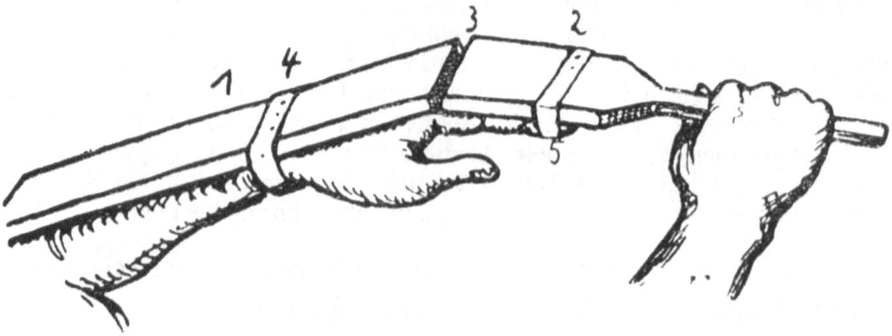

16.

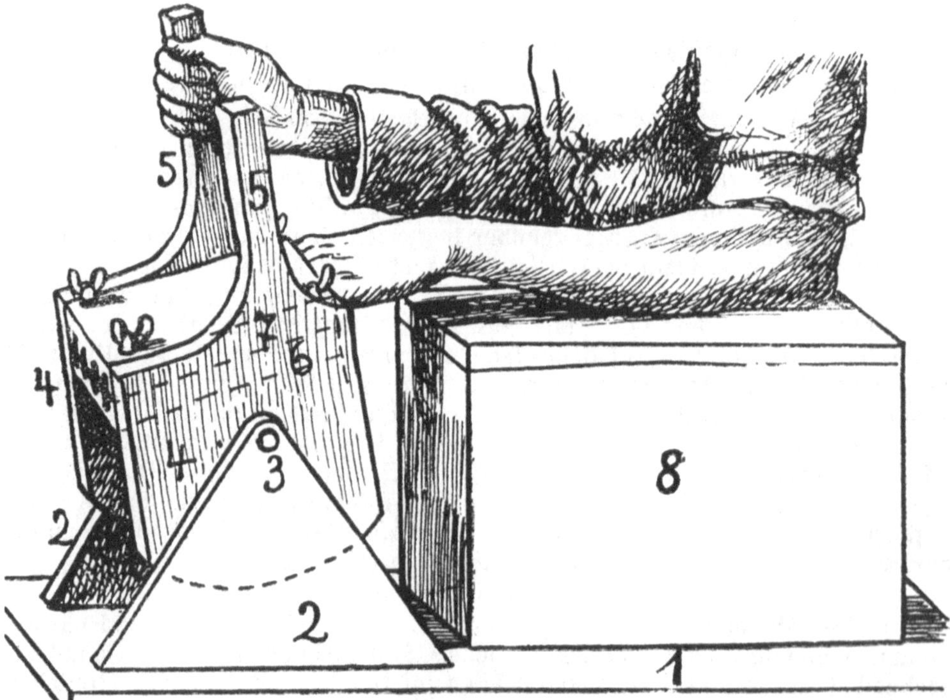

Fingerübungs-Apparate.

Apparate zur passiven Beugung und Streckung der Finger.

15.

a) Der einfache Apparat besteht aus dem längeren Brett (1) und dem kürzeren Brett (2) mit Handgriff. Beide sind mit Riemchen (4 und 5) versehen und mittels Scharnier (3) verbunden. Ein Filzstück polstert die Brettchen und deckt das Scharniergelenk (3) zum Schutze der Hand.

Kosten: Holz, Scharnier und Riemen 1,50 Mk.

b) Die beiden Brettchen werden so an den Unterarm und die Hand geschnallt, daß das Grundgelenk der Finger in dem Scharnierwinkel liegt. Die gesunde Hand faßt den Handgriff und beugt oder streckt die Finger nach der Art des Falles.

In ähnlicher Weise kann der Apparat für das Handgelenk Anwendung finden.

c) Dieser so einfache Apparat ist besonders praktisch, namentlich für die ersten passiven Bewegungen bei stark versteiften Fingern, weil einerseits durch den langen Hebel in bequemer Weise ein erheblicher Druck auf die versteiften Finger ausgeübt und andererseits der Grad der Bewegung beliebig abgestuft werden kann.

16.

a) Auf einem 60 cm langen, 26 cm breiten Grundbrett (1) sind die beiden 20 cm voneinander entfernten dreieckigen Stützbretter (2) befestigt, die an der oberen Ecke durchbohrt sind zur Aufnahme einer vierkantigen hölzernen Achse (3), deren Enden abgerundet sind. Mit dieser Achse sind an jeder Seite die beiden Seitenbretter (4) verbunden, die unten kreisförmig abgerundet sind, oben in einen Griff (5) auslaufen. 5 cm oberhalb der Achse sind die beiden Seitenbretter mit einem Querbrett (6) verbunden, auf dessen obere Seite vier mit Filz ausgepolsterte Halbrinnen eingearbeitet sind. Ein entsprechendes Deckbrettchen (7), ebenfalls mit vier ausgepolsterten Halbrinnen versehen, wird von oben her mit Flügelschrauben aufgeschraubt. Dadurch entstehen vier Röhren zur Aufnahme der Finger. Die Seitenbretter mit dem Fingerhalter sind so auf der Achse befestigt, daß ein Drittel des Fingerhalters diesseits, zwei Drittel jenseits der Achse liegen, wodurch eine günstigere Pendelwirkung erzielt wird. Zum Auflegen des Arms dient ein Holzbänkchen (8), welches auf der anderen Seite des Grundbrettes angebracht ist und die Höhe des Fingerhalters hat.

Kosten: Holz, Schrauben, Riemen 3 Mk.

b) Der Unterarm wird auf das Bänkchen gelegt, die Finger in die Hohlrinnen gesteckt. Durch Vor- und Rückwärtsschieben des Arms macht der Fingerhalter eine kreisförmige Bewegung, wodurch die versteiften Finger gebeugt werden.

c) Beugeübung der versteiften Finger. Die Bewegung kann unterstützt und dosiert werden, indem die gesunde Hand die Griffe (5) hin und her dreht. Dadurch ist der Apparat besonders zweckmäßig bei den ersten Bewegungsübungen erheblich versteifter Finger.

17.

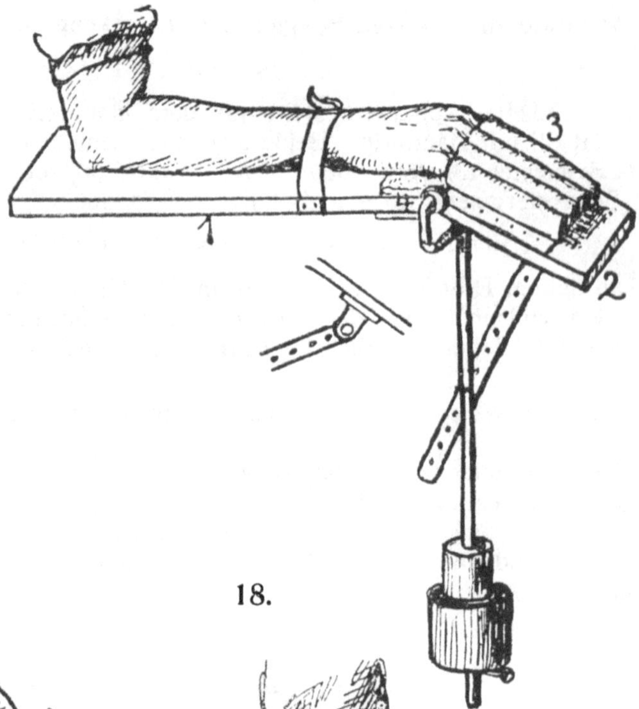

18.

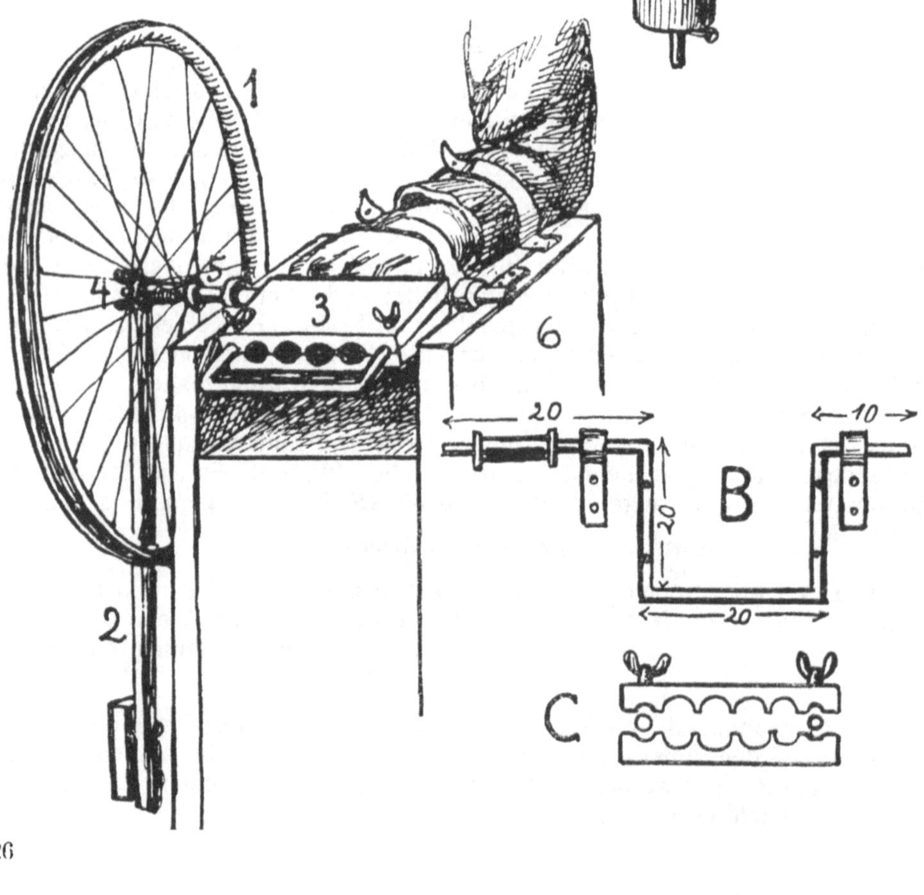

Pendelapparate für die Finger.

17.

a) Mit einem 50 cm langen Brett (1) ist das Fingerbrettchen (2) durch Scharniergelenk verbunden. Auf der Oberfläche des Fingerbrettchens sind vier Schlaufen (3) zur Aufnahme der Finger aufgenagelt. Das Scharnier ist zum Schutze der Hand mit einem Filzstückchen (4) bedeckt. Die Pendelvorrichtung ist analog App. 7 und 12, nur entsprechend leichter gehalten.

Kosten: Holz, Eisen, Leder 2 Mk.

b) Die Finger werden in die Fingerlinge gesteckt, die Hand auf das Grundbrett (1) geschnallt, die Winkelstellung des Fingerbrettchens wird entsprechend der Beugemöglichkeit der Finger reguliert. Der Apparat ruht auf einer Tischkante. Diese Pendelvorrichtung kann natürlich auch an einem Tisch fest anmontiert werden.

c) Pendelbewegungen für im Grundgelenk versteifte Finger in verschiedenen Winkelstellungen nach dem Grade der Versteifung.

18.

a) Ein demselben Zweck dienender Apparat läßt sich aus einem alten Rad mit Achse, etwa von einem alten Kinderwagen, herstellen. Die Achse (5) wird ausgebogen (B) und läuft in 2 Eisenblechlagern. An dem ausgebogenen Teil der Achse wird mittels Schrauben der Fingerteil (3) befestigt, der ähnlich wie bei App. 16 aus 2 Holzstücken (C) besteht, die aufeinander passende Rinnen zur Aufnahme der Finger tragen und mit Filz ausgepolstert sind. Von außen vor dem Rade sitzt auf einem Schraubengewinde die Schraubenmutter (4), die das 80 cm lange, mit verschiebbarem Gewicht versehene Pendel (2) fest mit dem Rade (1) verbindet und dieses und damit die Achse und den Fingerteil in jeder beliebigen Stellung fixieren kann. Der Apparat ruht auf einer alten Kiste (6).

Will man ein altes Fahrrad benutzen, so muß Achse und Radnabe fest vernietet werden. Die Pendelvorrichtung läßt sich dann leicht dadurch herstellen, daß man Löcher in den Radreifen bohrt und ein schweres Gewicht mittels Schrauben beliebig umstellbar darin befestigt. (Siehe Apparat 9, Nr. 4.)

Kosten: Schrauben und Riemen 2 Mk., das übrige kostenlos.

b) Aus Zeichnung und Beschreibung ersichtlich.

c) Durch die erwähnte Verstellbarkeit des Pendels und der Achse und die durch das Schwungrad bewirkte Gleichmäßigkeit der Bewegung ist der Apparat für Pendelbewegungen in den verschiedensten Versteifungsstellungen der Finger ganz besonders brauchbar. Wendet man den Apparat in ziemlich starker Beugestellung der Finger an, so wird dadurch fast Faustschluß bewirkt.

Bei diesem sowohl wie bei dem vorigen Apparat kann auch durch entsprechende Winkelstellung Bewegung der Finger im Grundgelenk in leichter Dorsalüberstreckung erzielt werden. Ferner kann die Hand im Bedarfsfalle anstatt mit der Handfläche mit dem Handrücken aufgelegt werden.

19.

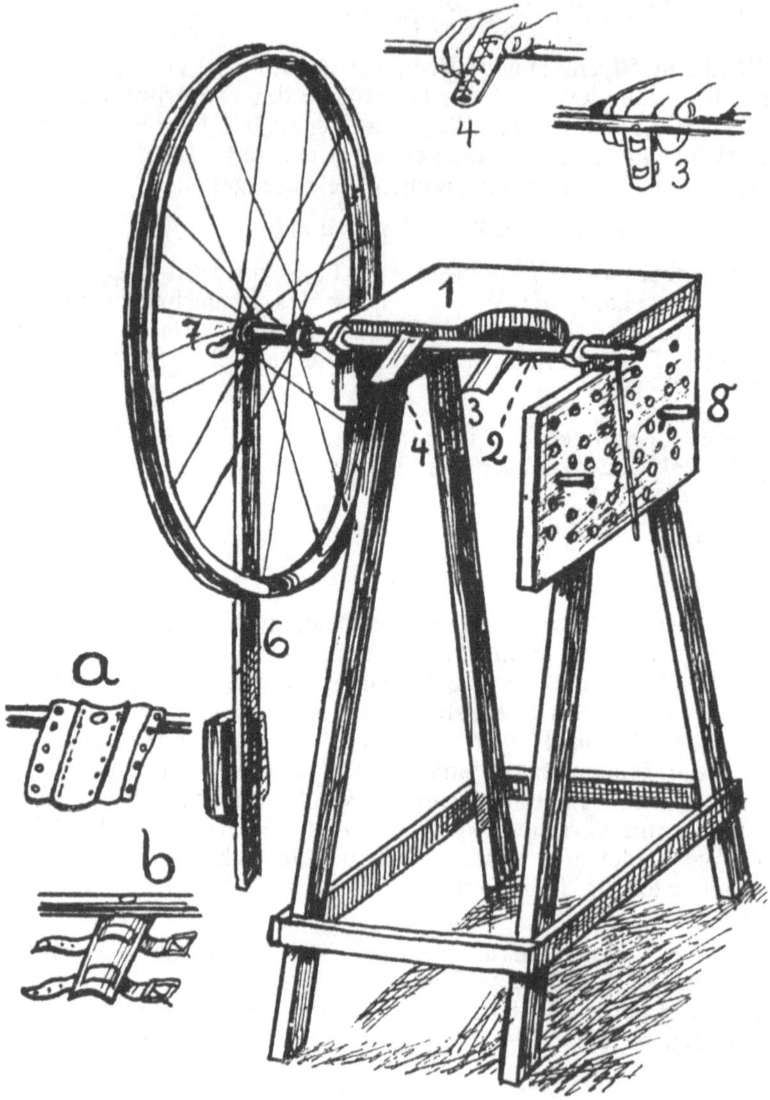

19.

Pendelapparat für einzelne Finger.

a) An der Vorderkante eines tischartigen Gestells (1) läuft in 2 Eisenlagern die 50 cm lange Achse (2), die zwei leicht ausgerundete Fingerteile (3 und 4) zur Aufnahme einzelner Finger trägt. Fingerteil 4 ist oberhalb, Fingerteil 3 unterhalb der Achse angenietet. Die Fingerteile sind aus einer alten Fahrradlenkstange herausgearbeitet, flachrund und (bei 4) mit einem in kleinen Löchern festgenähten Lederstückchen, das nach oben schnürschuhartig zusammengeschnürt werden kann (siehe a), oder (bei 3) mit 4 Schlitzen für Aufnahme zweier Riemchen (siehe b) versehen. Beide Fingerteile sind außerdem mit Filzläppchen gepolstert. Der Tisch ist gegenüber dem Fingerteil 3 ausgebuchtet. Die Achse (2) ist mit dem Schwungrad fest vernietet und trägt das Pendel (6), das mittels der Schraube (7) (wie bei Apparat 18) in jeder beliebigen Achsenstellung des Rades fest verbunden werden kann, wodurch die Richtung der Fingerteile veränderlich wird. An dem freien Ende der Achse (2) ist noch die Sicherheitsbremse (8) angebracht. Diese besteht aus einem federnden Stahldraht (Fahrradspeiche oder Korsettstange), der in das überstehende Ende der Achse hineingesteckt ist und mit der Achse hin und her schwingt. Die Feder bewegt sich zwischen 2 Stiften, die in die Löcher eines seitlich angenagelten Brettchens verschieden eingesteckt werden können, wodurch ein zu weites Ausschlagen des Pendels verhindert wird. Das ist nötig, weil die Bewegung eines einzelnen Fingers genau abgemessen werden muß, damit keine Zerrung der Gelenke eintritt, da ein einzelner Finger nicht bremsen kann. Aus diesem Grunde ist auch die Pendelvorrichtung vermittels eines Rades zweckmäßiger als die einfache gewöhnliche Vorrichtung (wie bei App. 12 u. 17), weil durch das Schwungrad die Bewegung des Pendels eine größere Gleichmäßigkeit und Stabilität erhält.

Kosten: Holz, Eisen, Leder 8 Mk.

b) Je nach dem Versteifungsgrad der Fingergelenke wird durch Einstellung des Pendels (2) der Achse die gewünschte Richtung gegeben und der Ausschlag durch Einstecken der Stifte der Bremsvorrichtung geregelt. Es ist in jedem Falle auszuprobieren, ob die Einstellung der Finger bei 3 oder 4 bequemer und zweckdienlicher erscheint.

c) Pendelübungen für einzelne versteifte Finger.

20 a.

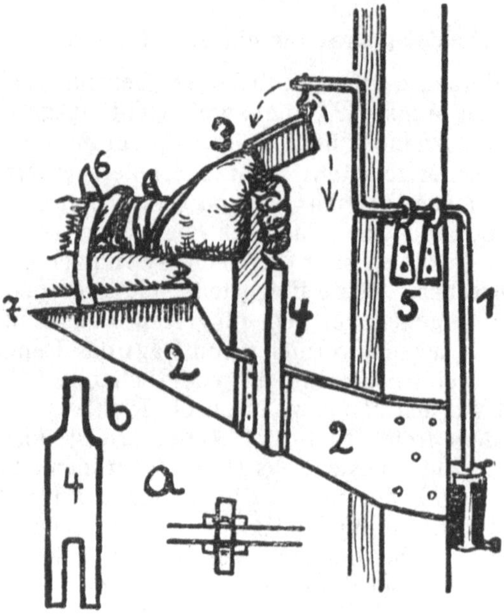

20 b.

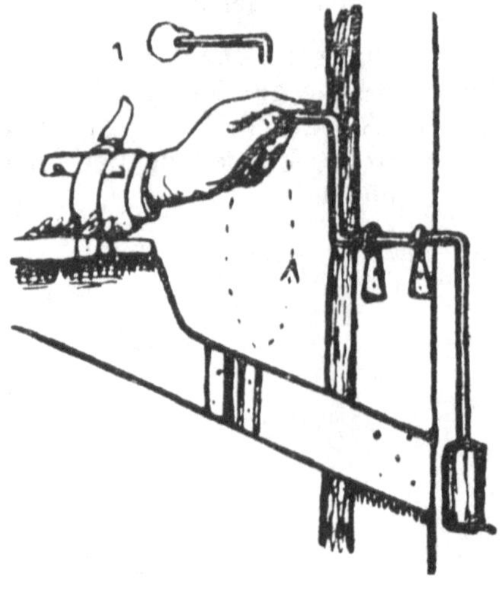

20 a.

Pendelapparat für den Daumen.

a) An einem senkrechten Balken (hier Gestell von App. 2) ist die Pendelstange (1) mittels der Lager (5) befestigt. Unterhalb des Pendels ist das Stützbrett (2) angenagelt, an dessen freiem Ende das gepolsterte Tragbrett (7) befestigt ist. Etwa in der Mitte wird über das Brett (2) von oben das Griffbrettchen (4) geschoben, welches von den Fingern umfaßt wird und zur Stütze der Hand dient. (Siehe a und b.) In das kurbelartige Ende der Pendelstange ist ein Haken eingeschraubt, an dem der Daumenhalter (3) lose hängt. Dieser besteht aus einem mit Leder bezogenen Eisenblech und hat 2 lange Riemchen, die ihn mit dem Handgelenk verbinden.

Kosten: Holz, Eisenteile, Leder zusammen 2 Mk.

b) Die Finger umfassen das Griffbrett (4), der Daumen wird in den Daumenhalter (3) gesteckt und die Riemchen am Handgelenk befestigt. Der Unterarm wird mittels Riemens (6) festgeschnallt.

c) Der Apparat dient Pendelbewegungen des Daumens, hauptsächlich im Carpo-metacarpal-Gelenk.

Dieser Apparat kann mit kleiner Veränderung noch einem anderen Zweck dienstbar gemacht werden:

20 b.

Apparat zum Handkreisen.

a) Der Daumenhalter (3) wird ausgehängt, das Griffbrettchen (4) entfernt. Statt dessen wird ein rundes Holzklötzchen (1) auf das Kurbelende des Pendels gesteckt. Die Hand umfaßt diesen Griff, der Unterarm wird aufgeschnallt.

b) So dient der Apparat zum teilweisen oder vollständigen Handkreisen.

21.

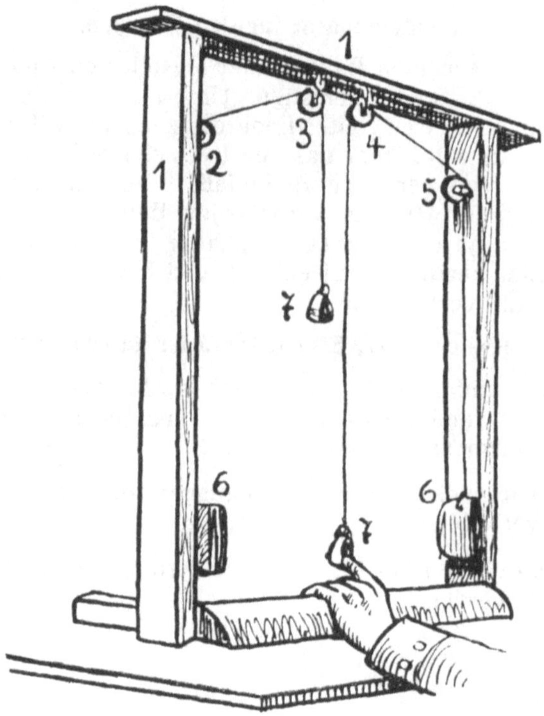

22.

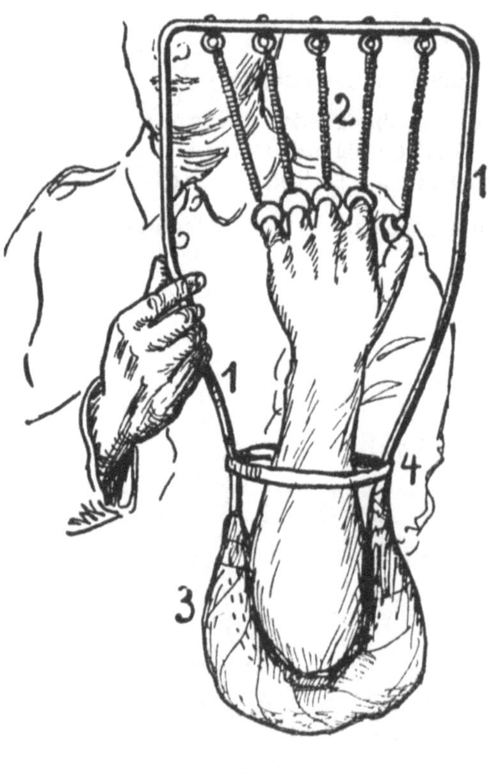

23.

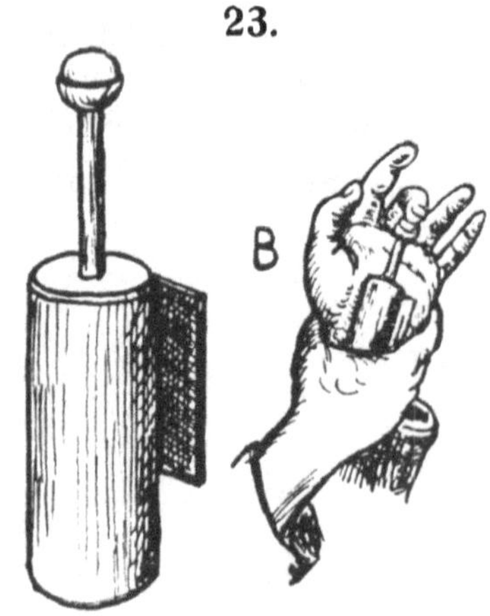

Apparate für aktive und passive Fingerübungen.

(Kraft- und Beweglichkeitsübungen.)

21.

a) Der Apparat besteht aus dem Holzrahmen (1), etwa einem alten Fensterrahmen, dessen untere Leiste halbrund und der 1 m hoch und 80 cm breit ist. Seitlich und oben sind je 2 Eisenrollen (2, 3, 4, 5) befestigt, über die zwei Bindfäden laufen, die je an einem Ende ein Eisenstück als Gewicht (6) und an dem anderen eine Lederschlaufe zur Aufnahme der Finger tragen (7).

Kosten: Für Rollen, Holz 2 Mk.

b) Aus Zeichnung ersichtlich.

c) Der Zweck ergibt sich aus Vorstehendem.

22.

a) Dieser in seiner Wirkungsweise dem vorigen ähnliche Apparat besteht aus einem lyraförmigen, oben breiteren, unten engeren Eisenbügel (1) von 50 cm Höhe, der an dem unteren Teil gepolstert ist (3). An dem oberen Teil hängen in 5 Ösen 5 verschieden starke Spiralfedern mit Ringen (2). Am unteren Ende ist noch der Befestigungsgurt (4) angebracht.

Kosten: Bügel, Oesen, Ringe, Spiralfedern 1 Mk.

b) Der gebeugte Arm wird mit dem Ellbogen in den gepolsterten Teil gestellt und mit dem Riemen befestigt, worauf die Finger einzeln oder zusammen in die Ringe greifen und diese herabziehen; die Spiralen vermitteln die Streckung. Die Hand der gesunden Seite hält den Apparat.

c) Aktive Beugung und passive Streckung der Finger.

23.

a) Der Apparat ist ein im Handel käuflicher, sog. automatischer Türschlußdämpfer, der das Geräusch beim Schließen der Tür dämpft. (Statt dessen lassen sich kleine mit Spiralfedern versehene Pumpen und Spritzen verwenden.)

b) Die gesunde Hand umfaßt Apparat und kranke Hand zwecks Fixierung, der kranke Finger legt sich auf das Gummiköpfchen, drückt darauf und damit die Stange in den Zylinder hinein, worauf eine im Innern befindliche Spiralfeder die Stange nach oben drückt und den Finger streckt. (Siehe Fig. b.)

c) Aktive Kraft- und passive Beweglichkeitsübung einzelner Finger.

24.

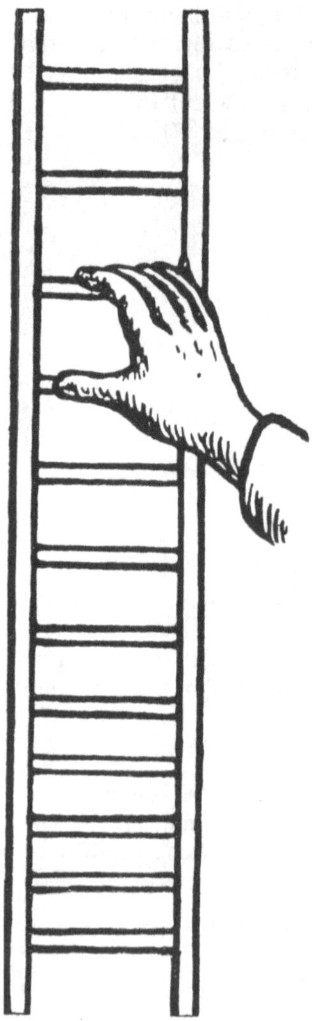

25 a.

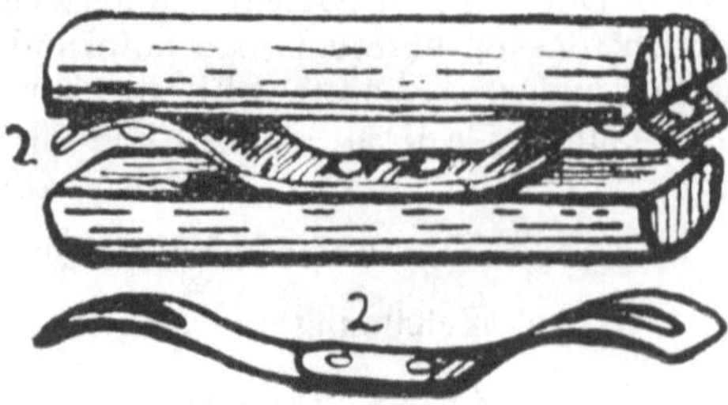

25 b.

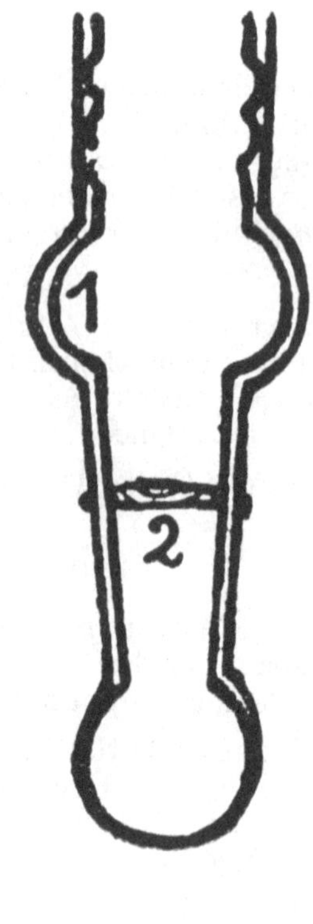

24.

Fingerübungsleiter.

a) Ein 1 m langes Leiterchen ist an die Wand genagelt. Die unteren Sprossen sind 6, die oberen 10 cm voneinander entfernt.

Kosten: 50 Pfg.

b) Greifend klettern Daumen und Finger, bezw. zwei nebeneinander liegende Finger auf und ab.

c) Aktive Übung versteifter Finger, auch des Daumens.

Wie man sieht, ist auf eine ziemlich reichhaltige Anzahl von Apparaten für Fingerbewegungen Gewicht gelegt worden. Bei den mannigfachen Verletzungen der Hand kommt es leider so häufig vor, daß die Finger im Grundgelenk versteifen. Darum ist gerade auf die Mobilisierung dieses so wichtigen Gelenkes besonders Bedacht genommen worden.

Faustkräftiger.

25 a.

(billiger Ersatz für die sog. Sandowsche Hantel).

a) Der Apparat besteht aus 2 Rundstäben (1) von 12 cm Länge, deren glatte Flächen einander zugekehrt sind, ferner aus 2 Federn (2), sog. Schranktürfedern, die einen Widerstand bilden. Die Federn sind zwischen den beiden Stäben an einem derselben aufeinander genietet, während sie mittels der breiten Köpfe zweier Nägel, die durch die Schlitze der umgebogenen Enden der Federn gehen, an dem anderen Rundstab gehalten werden.

Kosten: 20 Pfg.

b) Selbstverständlich.

c) Faustschlußübung.

In ähnlicher Weise läßt sich auch eine Brikettschere, eine Grasschere oder eine Rosenschere verwenden:

25 b.

a) Zwischen die beiden Arme der Schere (1) ist mittels zweier Nieten eine Stahlfeder (2), sog. Rollfeder, befestigt.

Kosten: Schere 40, Feder 10, zusammen 50 Pfg.

26a.

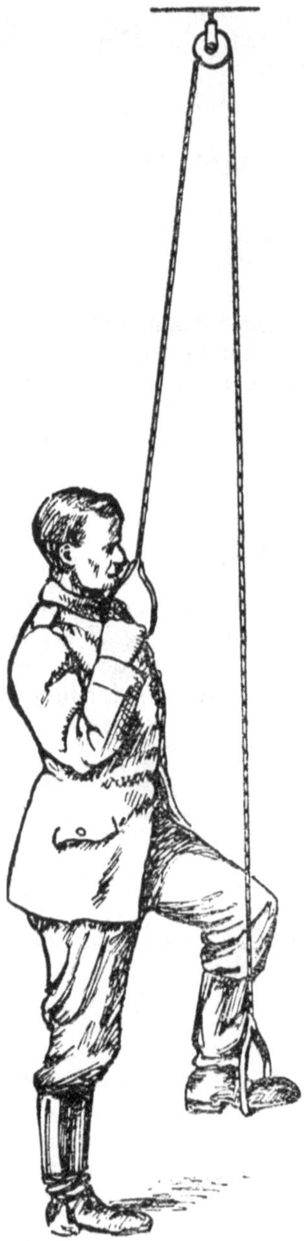

26b.

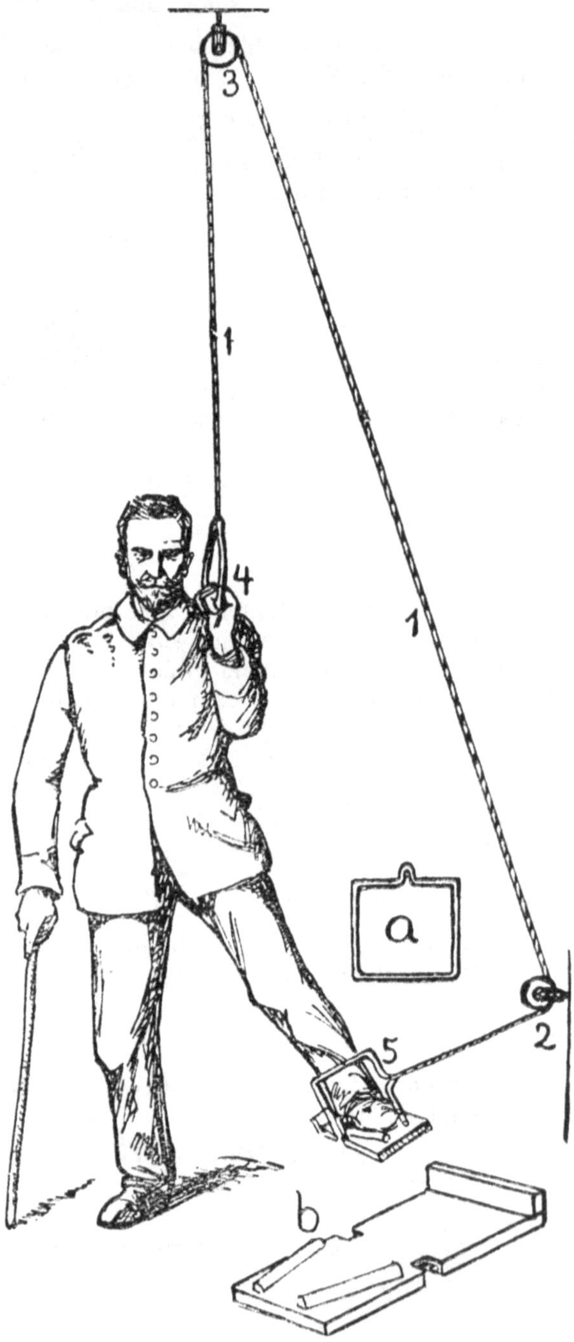

B. Apparate für die untere Extremität.

Rollenzugvorrichtungen für das Hüftgelenk.

26 a.

Für Hüft- (und Knie-) beugen.

Es handelt sich hier um dieselbe Vorrichtung wie bei App. 1 b, mit dem Unterschiede, daß der eine Griff als Steigbügel für den Fuß benutzt wird. So dient die Vorrichtung passiven Beugeübungen bei Hüft- (und Knie-) Versteifungen mit Hilfe der gesunden Arme. Diese Vorrichtung ist deshalb besonders brauchbar, weil der Übende es in der Hand hat, die Bewegung der versteiften Gelenke zu dosieren.

26 b.

Für Hebeübungen des gestreckten Beins.

a) Diese Vorrichtung besteht aus einer Zugschnur (1), die über zwei Rollen läuft, von denen die eine (3) an der Decke, die andere (2) 50 cm hoch seitlich an der Wand angebracht ist. An dem einen Ende der Schnur ist ein Handgriff (4), an dem anderen ein quadratisch geformter Eisenbügel (5), dessen eine Seite zur Befestigung der Schnur in der Mitte ausgebuchtet ist, befestigt (siehe a). In diesen Eisenbügel, den man allenfalls auch ohne weiteres als Fußhalter verwenden kann, wird zweckmäßig zur besseren Fixierung des Fußes ein Fußbrettchen (siehe b) eingelegt.

Kosten: Rollen, Schnur, Eisen, Holz 1,50 Mk.

b) Je nach der Stellung des Übenden und der Lagerung des Fußbrettchens resultiert Hebung des gestreckten Beins nach vorn, hinten oder seitlich (Spreizung).

c) Durch diese vor-, seit- und rückwärts gerichtete passive Hebung des gestreckten Beins wird nicht nur die Beweglichkeit eines versteiften Hüftgelenks geübt, sondern auch narbigen Verwachsungen und Muskelkontrakturen entgegengewirkt, wie sie bei Oberschenkel- und Hüftverletzungen infolge langdauernder Bettruhe und Extensionsbehandlung häufig vorkommen. Durch Hebung des Beins nach vorn werden die Glutaeen und namentlich die Kniebeuger an der hinteren Seite des Oberschenkels (biceps fem. etc.) gedehnt, durch Hebung nach hinten der m. ilio-psoas und durch die Spreizbewegung die Adductoren.

26 c.

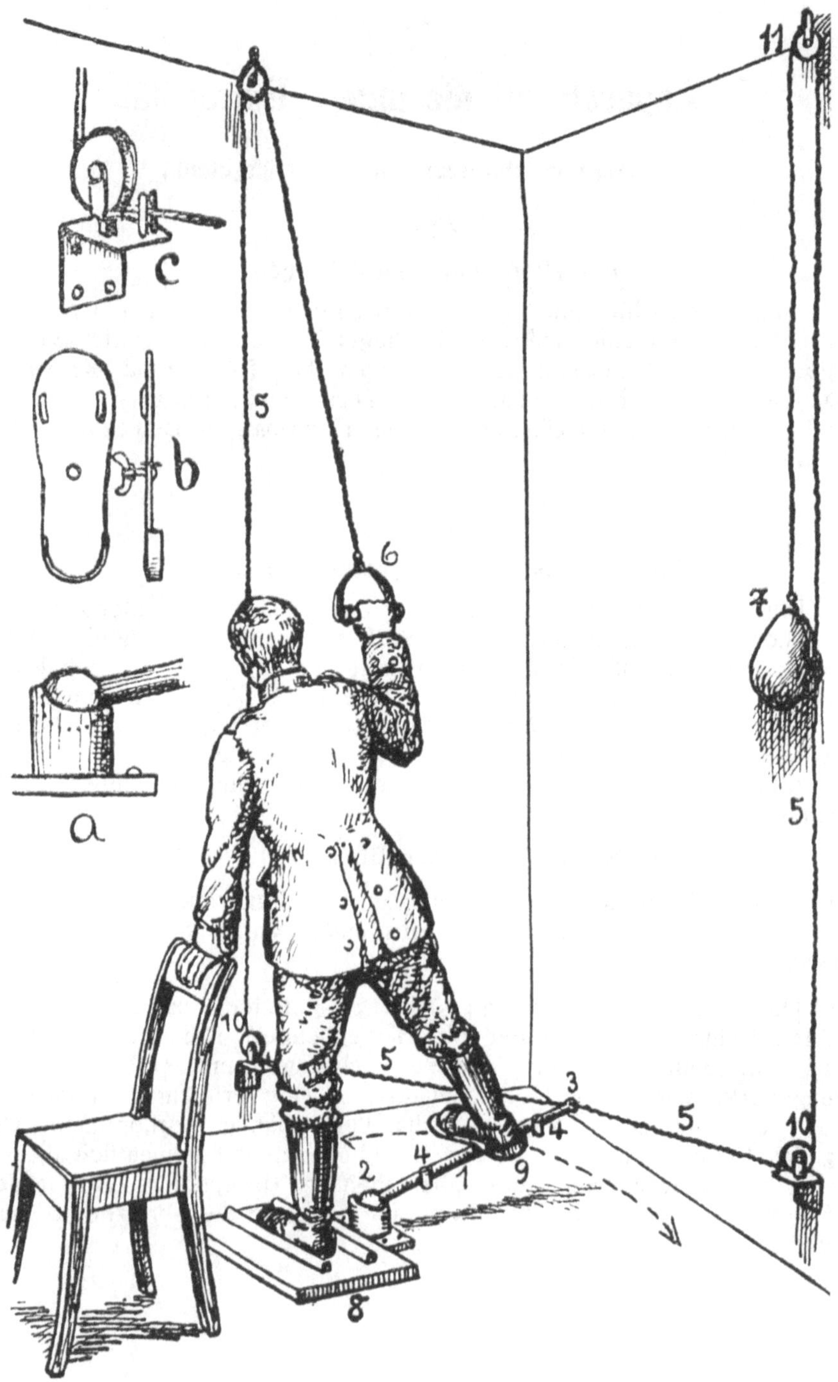

26 c.

Für Kreisbewegungen des gestreckten Beins.

a) Der Apparat, der in einer Zimmerecke angebracht werden muß, besteht im wesentlichen aus einer 60 cm langen kräftigen Eisenstange (1), die halbkreisförmig herum schwingt, an einem Ende in einem Kugellager (2) ruht (siehe a) und an derem andern freien Ende (3) zwei starke Schnüre (5) befestigt sind, die beiderseits über eine untere und obere Rolle (10 und 11) laufen. Diese Rollen sind in der Zimmerecke an zwei aneinander stoßenden Wänden angebracht. An dem einen freien Ende der Schnur ist ein Handgriff (6), an dem anderen ein Sandsack (7) befestigt, die beliebig miteinander vertauscht werden können. An der Fußstange (1) sitzen in Abständen von 25, 35, 50 cm seitlich drei Schlaufen (4), die zur Aufnahme des Fußteils (9) dienen, der einem alten Schlittschuh entnommen ist, vorn 2 Schlitze für Aufnahme eines Riemens, hinten eine Kappe, in der Mitte einen nach unten gehenden Niet hat. Vermittels dieses Nietes kann der Fußteil selbst in der Schlaufe (4) beweglich bleiben; unter Umständen kann es aber auch zweckmäßiger sein, ihn in einer bestimmten Winkelstellung zur Fußstange vermittels einer Flügelschraube zu fixieren (siehe b). Die unteren Rollen (10) sind etwa 30 cm hoch vom Fußboden angebracht; sie müssen beweglich sein, um der kreisförmigen Bewegung der Fußstange folgen zu können. Das wird dadurch erreicht, daß sie mittels eines um seine Achse drehbaren Stiftes in ein winkelig gebogenes Eisenblech eingesteckt sind (siehe c). Zur Führung der Schnur dienen zwei vor der Rolle eingenietete Stifte. Neben dem Apparat liegt das hölzerne schwere Fußbrett (8) mit den beiden Holzleisten zur Fixierung des Fußes der gesunden Seite.

Kosten: Eisenteile, Schrauben, Rollen, Holz, Sandsack 6 Mk.

b) Je nachdem das linke oder rechte Bein geübt werden soll, werden Handgriff und Sandsack ausgewechselt. Der Übende stellt sich mit dem gesunden Fuß auf das Fixierbrett (8) und stützt sich mit der Hand dieser Seite auf eine Stuhllehne. Der Fuß der kranken Seite wird auf den Fußteil (9) geschnallt, der Kranke faßt mit der entsprechenden Hand den Griff (6), zieht damit das Bein in halbkreisförmiger Bewegung nach vorn, worauf der Sandsack (7) es automatisch zurückzieht. Je nachdem der Fußteil auf der Stange verschoben wird, kann der Radius für die Beinbewegungen verkürzt oder verlängert werden. Die Bewegungsrichtung des Beins kann auch dadurch eine Modifikation erfahren, daß das Fixierbrett (8) eine andere Lage erhält und der Kranke dadurch eine andere Stellung erhalten muß. Es sei bemerkt, daß das Achsenlager zur Verminderung der Reibung gut geschmiert werden muß.

c) Auch dieser Apparat dient in etwas anderer Weise demselben Zwecke wie der vorige. Im Beginn der Übungen ist bei erheblichen Versteifungen und Kontrakturen durch Verstellen des Fußteils (9) ein kürzerer Bewegungsradius zu wählen, später ein größerer. Durch die unter b erwähnte veränderliche Stellung des gesunden Fußes muß nach Bedarf eine Bewegung des kranken Beins mehr von vorn nach hinten oder mehr nach der Seite — in Abduktionsstellung — erstrebt werden.

27 a.

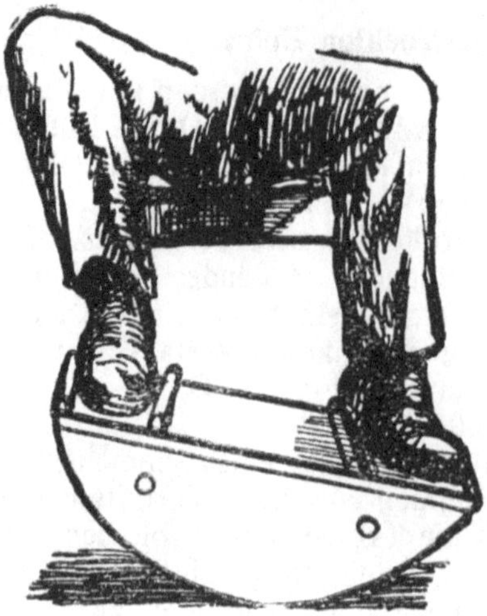

27 b.

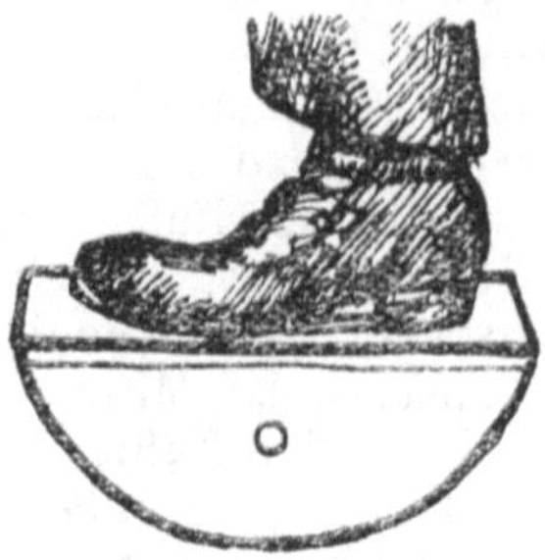

28.

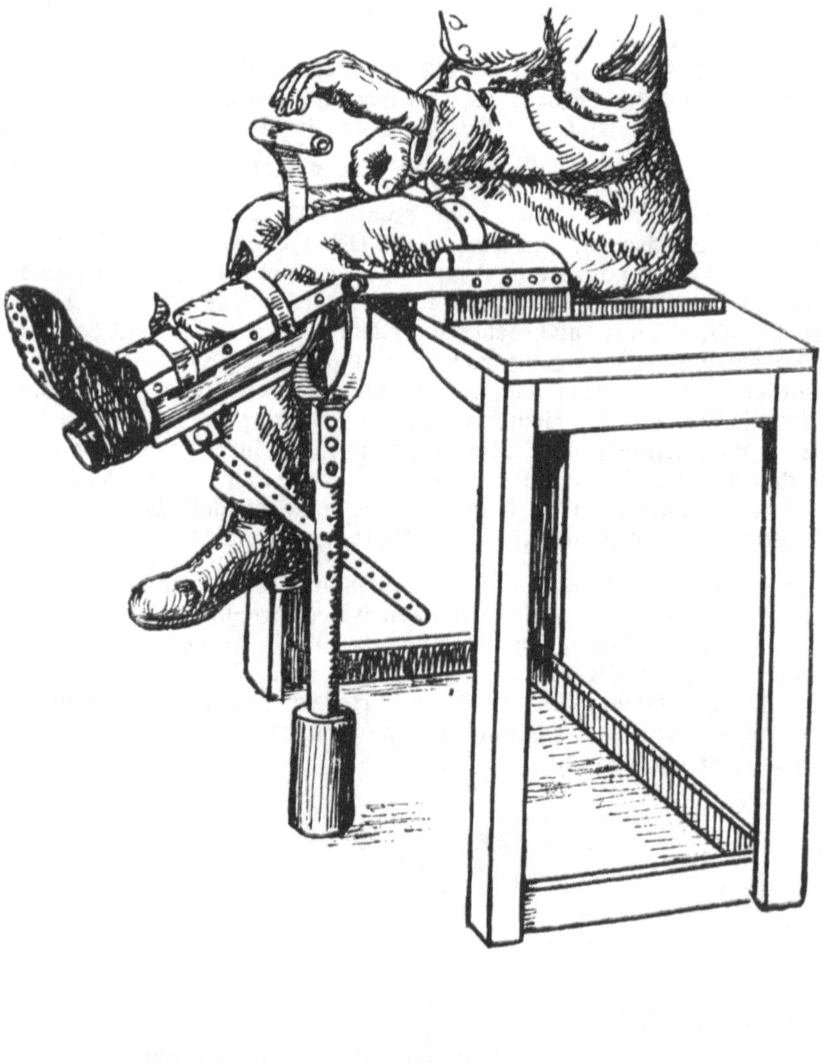

Schaukelpendel.

27 a

für die Hüfte.

a) Es handelt sich um einfache hölzerne Schaukel nach der Art des Untergestells eines Schaukelpferdes. Um das Abgleiten der Füße zu verhindern, sind auf dem Deckbrett, das 52 cm lang ist, 4 kleine Querlatten aufgenagelt.

Kosten: 1 Mk.

b) Der Uebende sitzt auf einem Stuhl. Die Füße werden auf die Enden des oberen Deckbrettes zwischen die Latten gestellt, und der Mann schaukelt in den Hüften.

c) Pendelartige Bewegungsübungen bei Hüftgelenkversteifungen.

27 b

für den Fuß.

a) Die kleinere Fußschaukel hat eine Länge von 35 cm.

Kosten: 80 Pfg.

b) Der Uebende sitzt auf einem Stuhl und macht mit dem längsseits aufgestellten Fuß schaukelnde Bewegungen.

c) Pendelartige Bewegungsübungen bei Fußgelenkversteifungen.

28.

Pendelapparat für das Kniegelenk.

a) Der Apparat ist analog Apparat 7 konstruiert. Die geringen Abweichungen sind aus Figur ersichtlich.

Kosten: 12 Mk.

b) Der Uebende setzt sich auf den Tisch und legt das kranke Bein von der Seite her in die Rinne. Alles übrige ähnlich wie bei Apparat 7.

c) Analog Apparat 7.

29.

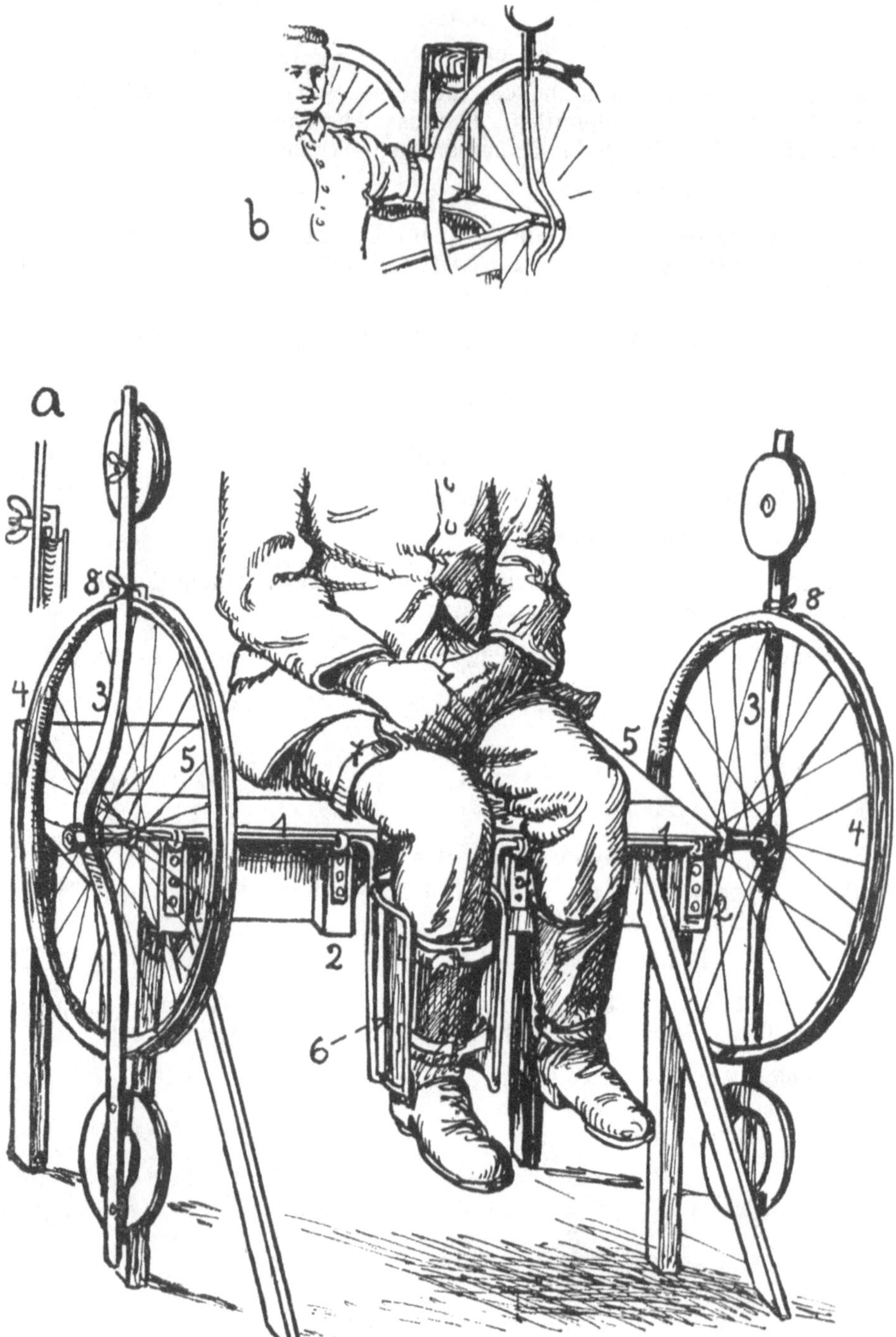

29.

29.

Kombinierter Pendelapparat für Knie- und Ellenbogen.

a) An der unten ausgerundeten Vorderkante eines Tisches (5), ruht in vier Eisenlagern (2), die auf Klötzchen befestigt sind, die Achse (1). Diese trägt an beiden Enden je ein Pendel (3) — zwei Pendel geben der Achse größere Stabilität und bewirken eine gleichmäßigere Bewegung als ein Pendel an einer Seite — und ist mit je einem Schwungrad (4) fest vernietet. Der mittlere Teil der Achse 1 ist 40 cm weit rechtwinklig ausgebuchtet und trägt in diesem Teil ein Stück Blech (6), das zur Aufnahme des Arms oder Beins dient. Die betreffenden Extremitäten werden durch zwei Riemen an diesem Blech und außerdem durch einen dritten Riemen (7), der durch zwei Einschnitte der vorderen Tischplatte gesteckt ist, angeschnallt. Die beiden Pendelstangen (3) mit je einem oberen leichten und unteren schweren verstellbaren Gewicht werden durch die Schrauben (bei 8) mit den Schwungrädern, zwei alten Fahrrädern, verbunden. Durch diese Vorrichtung kann die Achse und damit der Teil (6) beliebig verstellt werden. (Die Konstruktion der Stellvorrichtung (8) ist aus Nebenzeichnung a ersichtlich.) Der hintere Teil der Tischplatte läßt sich herausheben.

Kosten: Für Holz, Schrauben, Scharniere, Riemen 15 Mk.

b) Bei Benutzung für das Bein setzt sich der Mann auf den Tisch, bei Benutzung für den Arm wird der hintere Teil der Tischplatte herausgehoben, und der Uebende setzt sich (siehe b) auf einen Stuhl. Im übrigen ist die Handhabung dieses Apparates der der früher beschriebenen Apparate für Knie und Ellenbogen analog.

c) Pendelbewegungen für Knie- und Ellenbogengelenk.

30.

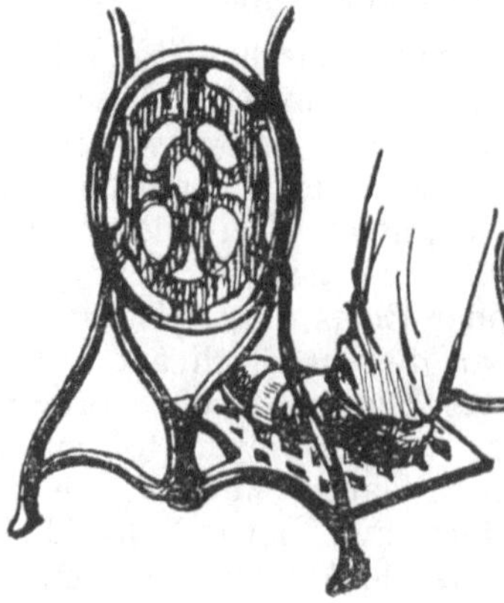

31.

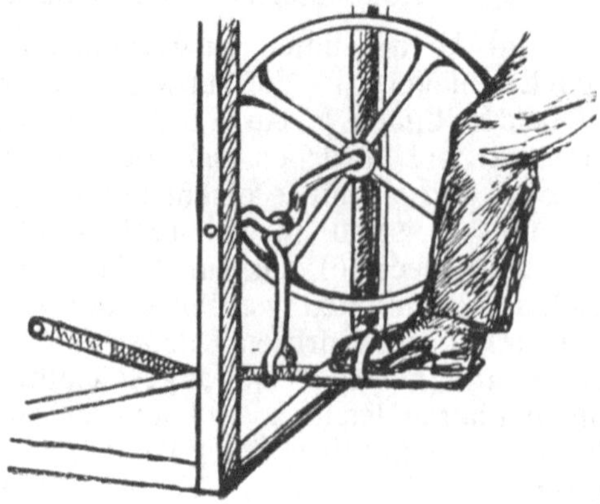

32.

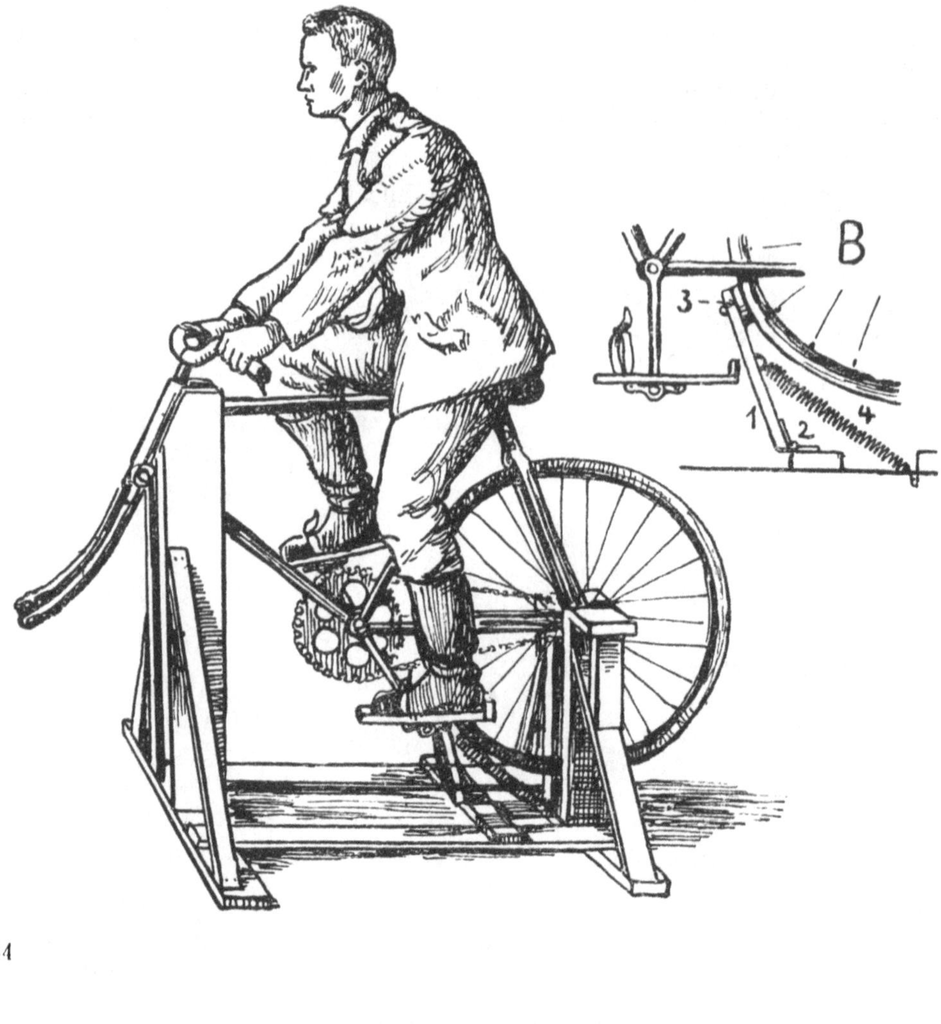

Tretapparate für Fuß, Knie und Hüfte.

30.

Alte Nähmaschine.

b) Der kranke Fuß wird mittels Riemens an dem Tritt befestigt und tritt das Pedal.

c) Bewegungsübungen für versteiftes Fußgelenk.

31.

Alte Feldschmiede.

b) Ohne weiteres ersichtlich.

c) Im Gegensatz zu App. 30 findet die Bewegung hier nicht im Fußgelenk, sondern im Kniegelenk und bei steifgehaltenem Knie im Hüftgelenk statt.

32.

Altes Fahrrad.

a) Ein altes Fahrrad, dessen Vorderrad entfernt wurde, ist auf einem Holzgestell, an dem hinten ein Tritt zum Aufsteigen angebracht ist, aufmontiert, Die beiden Pedale tragen zur Fixierung der Füße Brettchen mit Riemen. Das Hinterrad kann zweckmäßig durch eine Vorrichtung gebremst werden (B). Diese besteht aus dem Holzhebel (1), der am Grundgestell durch das Scharnier (2) verbunden ist, oben eine dicke Lederscheibe (3) trägt und durch eine aushängbare Spiralfeder (4) nach hinten gezogen wird. Wichtig ist, daß der Sitz auf und ab verstellbar ist.

Kosten: Holz, Scharniere, Spirale, Riemen zusammen etwa 3—4 Mk.

b) Ohne weiteres klar.

c) Aktive und passive Bewegungsübungen für sämtliche Gelenke der unteren Extremität, vorzüglich des Knie- und Hüftgelenks. Je nach dem Grade der Gelenkversteifungen wird der Sitz höher oder niedriger gestellt.

33.

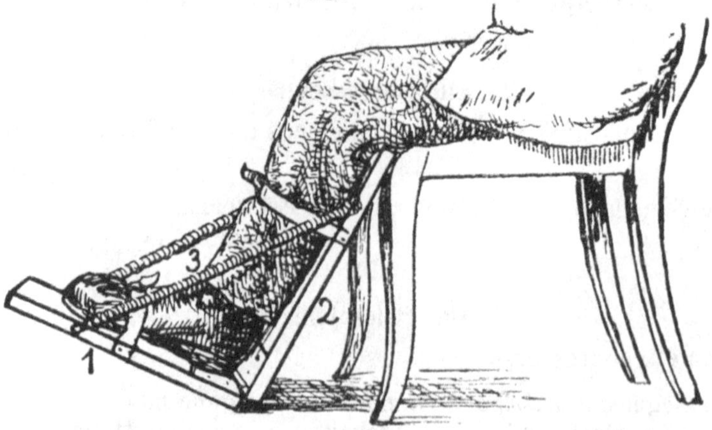

34.

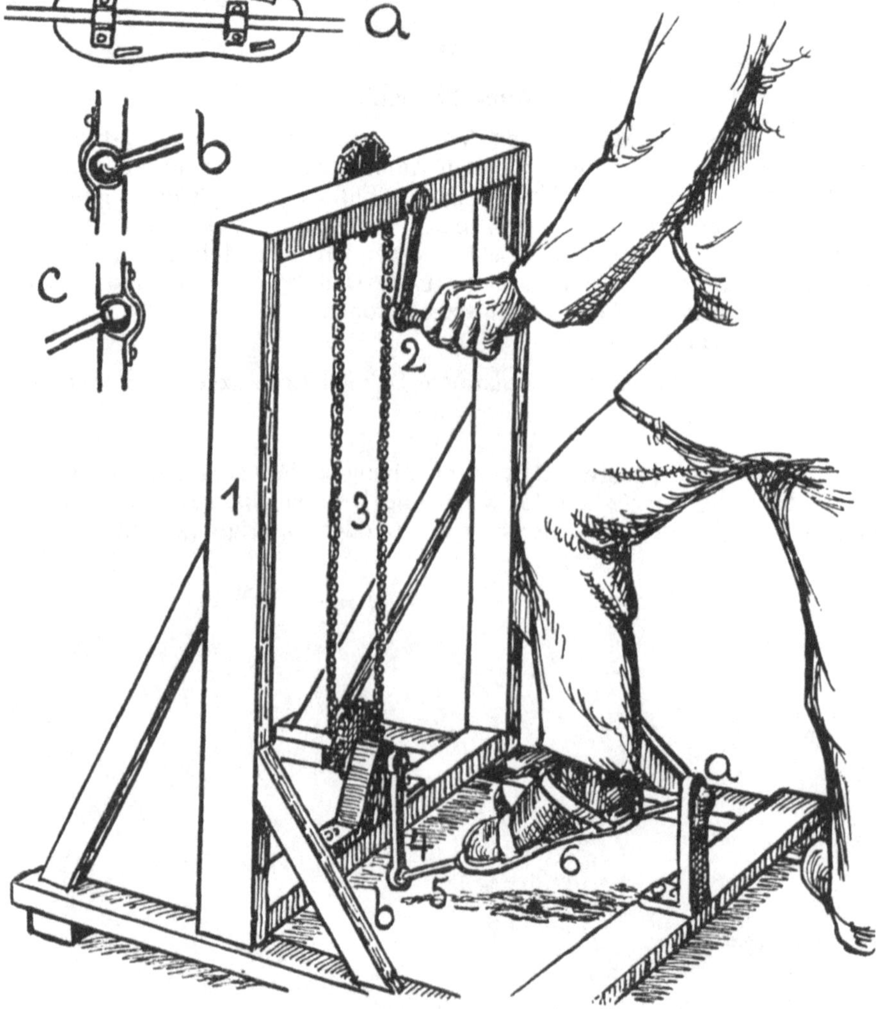

33.

Federndes Fußbrett.

a) Der Apparat besteht aus zwei mittels Scharnieren verbundenen Brettern (1 und 2), die je einen Befestigungsgurt tragen. Die freien Enden der Bretter sind durch zwei Spiralfedern (3) miteinander verbunden.

Kosten: Holz, Scharniere, Federn, Riemen 2,50 Mk.

b) Aus Figur ersichtlich.

c) Dieser einfache Apparat ist besonders zweckmäßig für aktive und passive Bewegungsübungen bei Fußgelenkversteifungen in Spitzfußstellung.

34.

Apparat für passives Fußrollen.

a) Der Apparat ist aus alten Fahrradbestandteilen zusammengesetzt und auf dem Holzgestell (1) montiert. Die Kurbel (2) ist an einem Fahrradpedal befestigt. Die Achse des Pedals liegt in einem Eisenblechlager des Gestells. Hinten läuft über einem oberen und einem unteren Kettenrade eine Kette ohne Ende (3), die 160 cm lang und aus zwei Fahrradketten zusammengesetzt ist. Die Achse des unteren Kettenrades ruht in einem eisernen Träger (Stabeisen). An der Achse sitzt rechtwinklig die Pedalstange (4). An dem Ende derselben befindet sich ein hinten weit, vorn eng geöffnetes Kugellager (siehe b) zur Aufnahme des Kugelkopfes der Fußstange (5), die 40 cm lang und am zweiten Ende ebenfalls durch Kugellager (siehe c) in einer Eisenstütze eingelagert ist. Auf der Stange ist der Fußteil (6) (siehe a) verschiebbar angebracht. Der Fußteil ist einem alten Schlittschuh entnommen und mit zwei Riemen versehen.

Kosten: Eisenteile, Holz, Riemen etwa 4 Mk., alte Fahrradbestandteile kostenlos.

b) Der kranke Fuß wird auf das Pedal geschnallt, der Übende dreht die Kurbel selbst, wodurch die Fußstange (5) und damit der Fuß einen Kegelmantel beschreibt.

c) Passive Fußrollübungen bei Fußversteifungen. Im Gegensatz zu manchen komplizierten Pendelapparaten ist dieser Apparat verhältnismäßig einfach, weil der Kranke die treibende Kraft selbst liefert.

35.

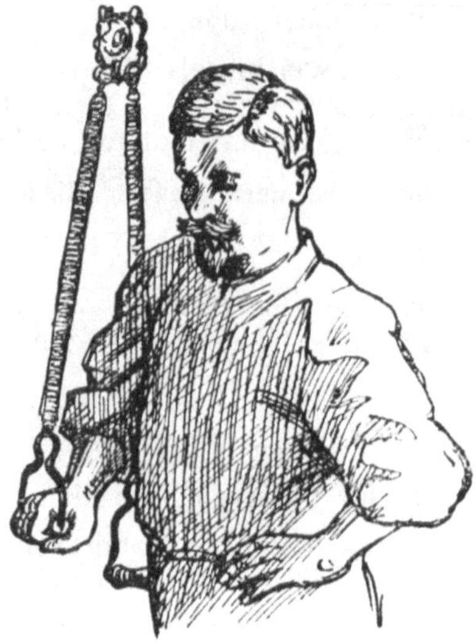

36.

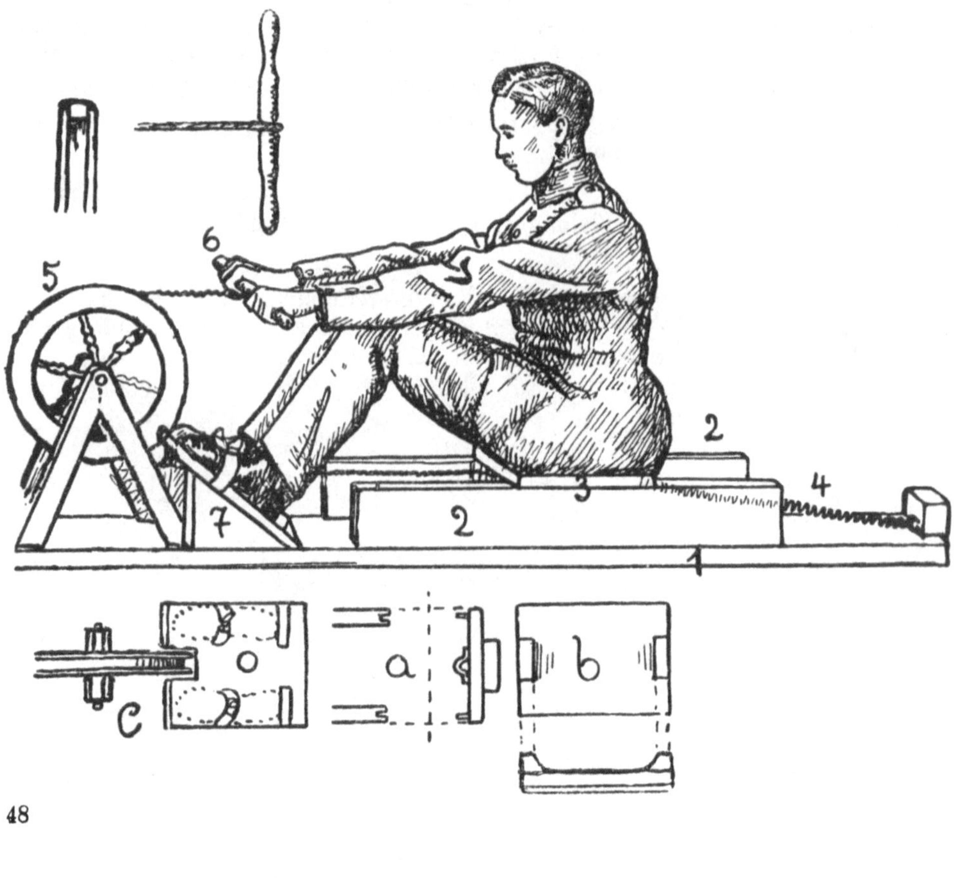

C. Apparate für allgemeine Körperübungen.

35.

Muskelstärker.

a) Dieser bekannte Zimmer-Gymnastikapparat läßt sich aus zwei kräftigen Spiralfedern und zwei Holzgriffen leicht herstellen und kostet dann 1,50 Mk.

b) und c) Bedürfen keiner besonderen Erläuterung.

36.

Ruderapparat.

a) Auf einem 2 m langen Grundbrett (1) stehen hinten zwei 15 cm hohe, 1 m lange senkrechte Stützbretter (2) aus Hartholz, die 20 cm voneinander entfernt sind und auf der oberen Seite Führungsrinnen tragen (siehe a). Der Gleitsitz (3) besteht aus dem 24 cm breiten, 32 cm langen Brettchen (siehe b), das — um das Abgleiten zu verhindern — oben vorn und hinten ein Klötzchen, unten zwei Eisenschienen (von einem Schlittschuh) trägt. Letztere gleiten in den Rinnen der Stützbretter. Am hinteren unteren Ende des Gleitsitzes befindet sich eine starke Spiralfeder (4), die am Ende des Grundbrettes an einem Klotz befestigt ist. Am vorderen unteren Teile des Gleitsitzes ist eine starke Schnur angebracht, die nach vorn um das Rad (5), ein altes Spinnrad, geleitet an dem Holzgriff (6) endet. (Statt des Spinnrades läßt sich auch ein Fahrrad, dessen Bereifung entfernt ist, verwenden.) Zwischen dem Rade und dem hinteren Sitzteil des Apparates ist ein schräges Fußstützbrett (7) mit Riemen zum Aufschnallen der Füße und einem Loch in der Mitte zur Führung der Schnur angebracht (siehe c).

Kosten: Holz, Feder, Riemen 6 Mk.

b) Durch Anziehen des Griffes und aktives Beugen der Beine schiebt sich der Sitz nach vorn, und die Spiralfeder wird ausgezogen. Durch den Zug der Spiralfeder und aktives Strecken der Beine gleitet der Sitz wieder nach hinten.

c) Kraftübung für Arm-, Rücken-, Bauch- und Beinmuskeln, außerdem Bewegungsübungen der unteren Extremität.

Steht zufällig einer der bekannten Zimmer-Ruderapparate zur Verfügung, so kann man sich auch dessen statt des vorigen bedienen.

37.

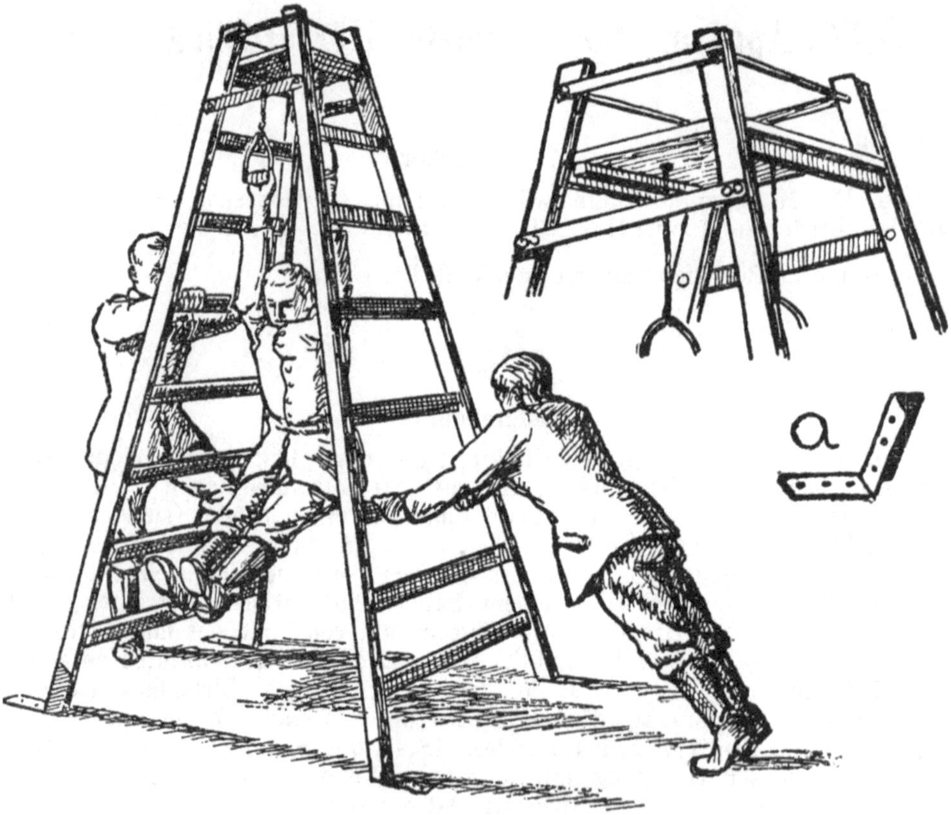

37.

Turn-Stehleiter.

a) Dieser Apparat (Konstruktion aus Zeichnung ohne weiteres ersichtlich) ist am Boden mit 4 Eisenlagern (siehe a) befestigt und trägt an Seilen zwei Ringe. Aehnlich läßt sich eine der bekannten Stehleitern verwenden oder aber aus zwei Obstleitern ein ähnlicher Apparat zusammenstellen.

Kosten: Für Holz und Eisenteile ca. 10 Mk.

b) Siehe Zeichnung.

c) Der Apparat ist, wie leicht verständlich, äußerst brauchbar für mannigfache Kraftübungen des ganzen Körpers, sowie für Bewegungsübungen, besonders der Schulter-, Hüft- und Ellbogengelenke.

ANHANG.

Im folgenden soll kurz geschildert werden, in welcher Weise außerdem noch in unserer Uebungshalle systematisch Freiübungen ausgeführt werden, um die Muskeln und Gelenke, welche lange außer Tätigkeit waren, zu kräftigen bezw. beweglich zu machen. Es werden dabei außer den gewöhnlichen turnerischen Freiübungen besondere Tätigkeiten des alltäglichen Lebens in Gruppen auf Kommando nach Zählen ausgeführt. Bewegungen, die der einzelne allein nicht oder nur unbeholfen und unvollständig macht, lernt man auf diese Weise, wo die Taktmäßigkeit erleichternd und das Beispiel der Mitübenden anspornend wirkt, bald prompt und ausgiebig ausführen. Die Willensenergie wird angeregt und gestählt, das Selbstvertrauen kehrt wieder; mancher, der vorher sich nicht getraute, die versteiften und erschlafften Glieder zu gebrauchen, wird bald überzeugt, was er zu leisten imstande ist.

A) Die gewöhnlichen turnerischen Uebungen sind so geordnet, daß Hand-, Fuß-, Ellbogen-, Knie-, Schulter-, Hüftgelenk-, Kopf-, Bauch- und Rückenübungen einander ablösen, da sie etwa in dieser Reihenfolge am wenigsten ermüden.

a) Handübungen: Spreizen, Schließen der Finger, Auf- und Abwärtsschwingen, Seitwärtsschwingen der Hand, Handrollen usw.

b) Fußübungen: Fersenheben und -senken, Ferse und Fußspitze öffnen und schließen, Fußspitze heben und senken, Fußkreisen usw.

c) Ellbogenübungen: Armbeugen und -strecken, Armstoßen aufwärts, Arme seitwärts schlagen usw.

d) Knieübungen: Knieheben und -senken, Kreisen des Unterschenkels, Kniebeuge usw.

e) Schulterübungen: Heben und Senken der Schultern gleichzeitig und abwechselnd, Rollen des Oberarms, Armschwingen usw.

f) Hüftgelenkübungen: Beinkreisen, Beinschwingen, Kniebeugen seitlich, Heben des Beins in den Hüften usw.

g) Kopf- und Halsübungen: Heben und Senken, Neigen seitwärts, Drehen, Rollen usw.

h) Bauch- und Rückenübungen: Drehen seitwärts, Rumpfbeugen, Rumpfkreisen, Spannbeuge usw.

i) Gesamtkörperübungen: Armbeugen im Liegestütz, Rumpfkreisen mit aufwärts gestreckten Armen usw., einige Müller'sche (nach Müller „Mein System") und schwedische Uebungen.

Zur Abwechslung werden auch die bekannten Stab- und Hantelübungen, sowie Keulenschwingen ausgeführt.

---

*) Wer sich über diese Uebungen an Hand von Figuren näher orientieren will, sei verwiesen auf die neuerdings erschienene Broschüre von Generaloberarzt Dr. Leu: „Vorschrift für die Leibesübungen in Lazaretten, Genesungsheimen und Genesendenkompagnien", erschienen im Verlag von Urban & Schwarzenberg, Berlin, wo ähnliche Uebungen in sehr anschaulicher Weise beschrieben sind.

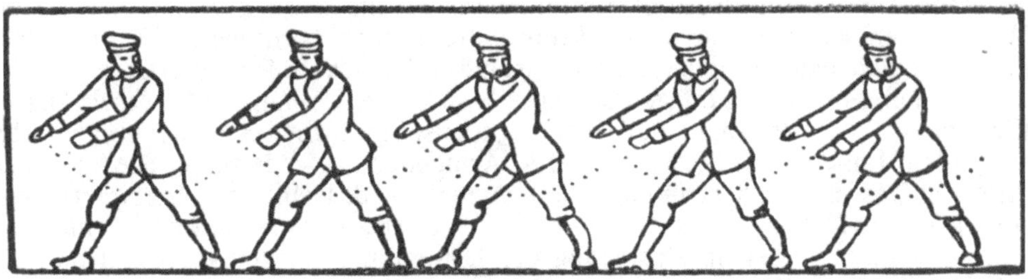

B) Die Uebungen, welche Tätigkeiten des täglichen Lebens, die wegen mangelnder Gelegenheit in Wirklichkeit nicht ausgeführt werden können, nachahmen, sind z. B.: Das Mähen mit der Sense (Herumschwingen der Arme und Drehen des Rumpfes von rechts nach links und von links nach rechts bei gespreizten, feststehenden Beinen), Straßenpflastern, Glockenläuten (mit tiefer Kniebeuge), Hämmern mit beiden Armen (wie mit sog. Zuschlaghammer), Steinwerfen (Bücken zur Erde in Spreizstellung, markiertes Ergreifen eines schweren Steins, Fortschleuderbewegung mit Spreizen der Finger), Ersteigen einer hohen Treppe, Rudern, Schwimmen, Schwergewicht-Stemmen (Bücken und Aufnehmen. Strecken nach oben mit markiertem Widerstand), Kegeln, Fechten, Drehen eines großen Rades u. a. m.

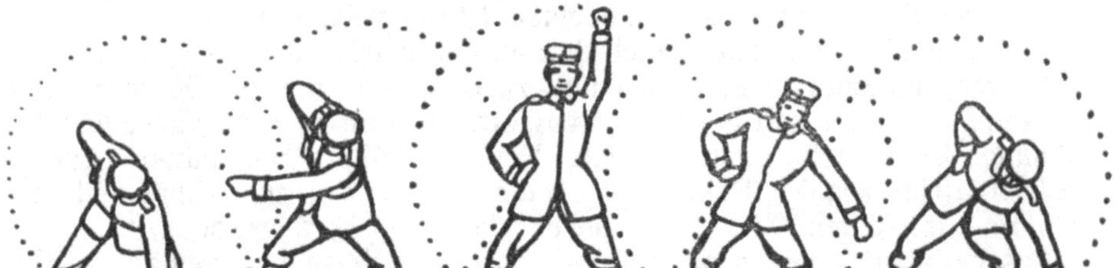

C) Zwischen diese Uebungen werden Atemübungen eingeschoben: Tiefes Einatmen durch die Nase, mit gehobenen oder aufgestützten oder hinter dem Kopf verschränkten Armen, wodurch der sich ausdehnende Brustkorb von dem Gewicht der oberen Extremitäten befreit wird; langsames gründliches Ausatmen durch den Mund mit Druck der Hände auf untere Rippen und Bauch. Atmen abwechselnd mit Bevorzugung einer Seite, indem die eine Hand hinter den Kopf, die andere auf den Rücken gelegt wird bei seitwärts gebeugtem Körper.

D) Sehr zweckmäßig sind auch Uebungen, die zu Paaren ausgeführt werden, weil dabei ganz besonders der Willensimpuls gefördert wird, indem einer

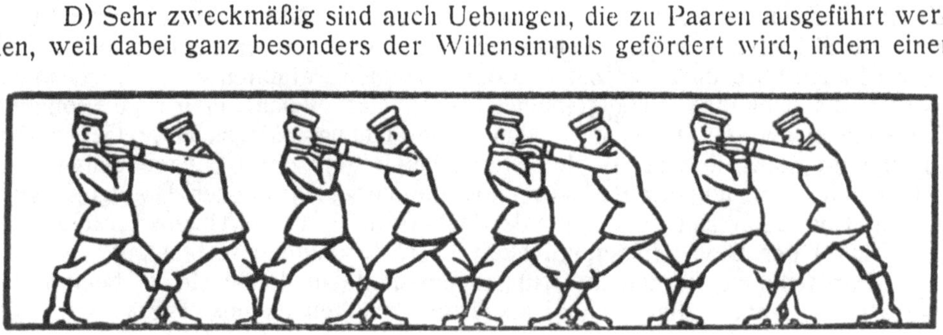

den andern durch sein Beispiel mit fortreißt. Solche Uebungen sind z. B.: Zwei Mann stellen sich gegenüber, die Arme werden nach vorn gestreckt, die Handflächen gegeneinander gelegt, abwechselndes Vor- und Rückwärtsbeugen der gestreckten Finger- und Handflächen, — dieselbe Uebung mit verschränkten Fingern, — Ausfallstellung der Beine, gegenseitiges Ergreifen der gegenüberstehenden Hände und abwechselndes Armbeugen, — dieselbe Stellung und gleichzeitiges Seitwärtsschwingen der Arme, — dasselbe mit Seitwärts- und Aufwärtsschwingen, — dasselbe mit Auf- und Abwärtsstrecken der Arme vorwärts, — dasselbe bei Spreizstellung der Beine mit gleichzeitiger Kniebeuge, — Spreizstellung, Kniebeuge und seitwärtiges Aufwärtsschwingen der Arme, — Stellung zu Paaren in Frontstellung, Uebungen mit einer Hand des Nebenmannes.

Die Anordnung und Auswahl der Uebungen wird natürlich der Leistungsfähigkeit der Uebenden angepaßt. Mit fortschreitender Besserung und Kräftigung der Patienten werden allmählich höhere Anforderungen gestellt. Die Leute werden in möglichst gleichartige Gruppen eingeteilt. Auf eine absolut straffe, gleichmäßige Ausführung der Uebungen muß natürlich verzichtet werden, da der Zustand der Verletzten stets mehr oder weniger verschieden ist. Erwähnt sei noch, daß die Freiübungen möglichst in frischer Luft vorgenommen werden, im Winter bei geöffneten Fenstern innerhalb der Uebungshalle, im Sommer im Garten vor der Halle.

Wie man sieht, kommt es bei der Gesamtheit dieser Uebungen nicht allein auf die Behandlung eines einzelnen Körperteils, etwa eines versteiften Gelenks, an, sondern vor allem auch darauf, den ganzen Körper gewissermaßen zu trainieren, die Energie zu heben und zu bewirken, daß der Körper auf den Willensimpuls prompt und ausgiebig reagiert. Darum werden auch, wie leicht verständlich ist, manche innere Kranke, Neurastheniker, Rheumatiker, auch gewisse leichte Herzkranke, Rekonvaleszenten von Lungen- und Rippenfellentzündungen usw. mit gutem Erfolge zu diesen Uebungen herangezogen.

Als Ergänzung der Apparatübungen können diese Freiübungen in ihrem Werte nicht hoch genug eingeschätzt werden.

Zum Schluß soll noch kurz erläutert werden, in welcher Weise der Dienst in unserer medico-mechanischen Übungshalle geregelt und gehandhabt wird: Es dürfte selbstverständlich sein, daß bei allen Übungen ärztliche Leitung ein unbedingtes Erfordernis ist; aber auch fortwährende strengste Aufsicht ist unumgänglich nötig, damit den Übenden durch unvorsichtigen und unzweckmäßigen Gebrauch der Apparate kein Schaden geschieht. Die Übungen stehen unter direkter Leitung und Aufsicht des Chefarztes. Die Stationsärzte führen Listen über die Rekonvaleszenten, welche an den Übungen teilzunehmen haben. In diesen Listen wird kurz der Zustand der einzelnen Patienten geschildert, und es werden die Übungen im allgemeinen bezeichnet, welche in Frage kommen. Diese einzelnen Stationslisten werden in der Übungshalle zu einer Gesamtliste zusammengestellt, in welcher der Status bei Beginn der Übungen genau, evtl. mit Zeichnungen, eingetragen wird und die vorgeschriebenen Übungen genau bestimmt werden. Der Fortschritt der Besserung, z. B. bei Gelenkversteifungen der Winkel der Bewegungsmöglichkeit, wird fortlaufend festgestellt.

Die Kranken werden in Gruppen eingeteilt, in denen sie zu bestimmten Tageszeiten, nötigenfalls zweimal am Tage, zu üben haben. Dieses wird den

Stationsunteroffizieren mitgeteilt, die dafür zu sorgen haben, daß die Leute pünktlich erscheinen.

Es kann hier mit Genugtuung betont werden, daß die Leute ausnahmslos gern und mit viel Interesse an den Übungen teilnehmen.

Schema der Liste.

10. **Romberg,** Karl — Beginn der Uebung: 16. 7.
Kriegsfreiwilliger, Schlosser, 20 Jahre alt. — Entlassen: 22. 10.

Art der Verwundung: Schußverletzung oberhalb des linken Knies (Durchschuß der Weichteile, langdauernde Eiterung der Gelenkgegend).

Jeweiliger **Zustand** am	Art der Uebungen	
16. 7. 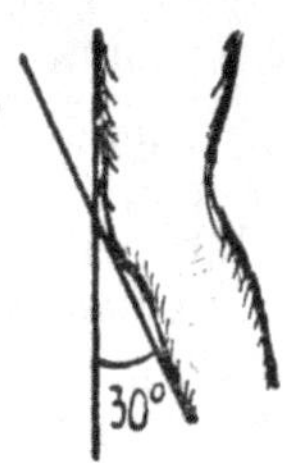 Bei Beginn der Uebung: Versteifung des Knies, Beugefähigkeit nur 30°, am Einschuß noch oberflächliche Wunde.	Bewegungs-Uebungen des Kniegelenks, sowie Kraftübungen der Beinmuskeln.	
	Apparat	Entsprechende Freiübungen.
30. 7.: Beugefähigkeit 40°, Patient klagt noch über mäßige Schmerzen beim Gehen, keine Gelenkschwellung.	31 32 26 a 28 37 32 6	
20. 9. 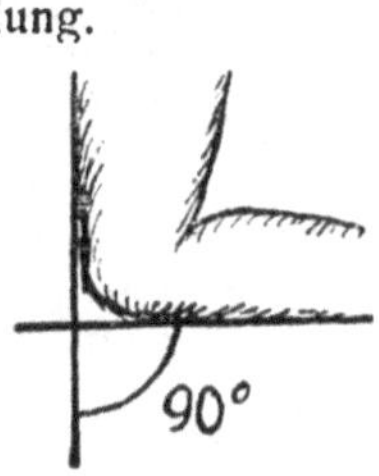 Knie bis 90° beugefähig. Schwäche bei längerem Gehen.		
22. 10.: Schlußbefund: Knie vollständig beweglich; als garnisondienstfähig entlassen.		

Man darf nun aber nicht glauben, daß mit diesen Übungen, ein- oder zweimal am Tage etwa eine halbe Stunde lang, allen Anforderungen der Übungstherapie Genüge geschehen wäre. Auch auf den Stationen müssen die Schwestern und Pfleger häufig am Tage passive gymnastische Übungen manuell mit den Verletzten vornehmen und sie zu aktiven Bewegungen anhalten. Daß außerdem noch in ausgiebigster Weise Massage, Bäder, Heißluft und Elektrizität zur Anwendung kommen müssen, ist ebenso selbstverständlich.

NACHWORT.

Ich glaube hiermit dargetan zu haben, daß es möglich ist, mit einfachen, leicht zu beschaffenden, billigen Mitteln die Frage der dringend notwendigen Medico-Mechanik und Heilgymnastik in jedem Lazarett zu lösen. Wer sich der dankbaren Aufgabe unterziehen will, wähle sich zunächst unter den Leichtverwundeten 2 bis 3 intelligente Handwerker (Schreiner, Schlosser, Mechaniker etc.) aus, darunter einen, der sich besonders auf Werkzeichnen versteht. Dann setze er sich mit zwei Ortshandwerkern in Verbindung zwecks Überlassung der Werkstätten zur Arbeit. Nun gehe man auf die Suche nach altem Material für die Apparate (alten Fahrrädern, Schrauben, Nägeln, Brettern, Spiralfedern, Eisenteilen, etwas Handwerkszeug usw.), suche sich ferner einen geeigneten, luftigen, heizbaren Raum zur Aufstellung der Apparate. Man dürfte wohl überall in dieser Beziehung das nötige verständnisvolle Entgegenkommen finden.

Jetzt kann man zur Herstellung der Apparate selbst übergehen. Man beginne mit den einfachsten und unentbehrlichsten, z. B. App. 1 a, 2, 6, 9, 11, 13, 15, 21, 24, 25 b, 26 a, 30, 32, 33. Mit zunehmender Zahl der fertigen Apparate nimmt auch die Schaffenslust aller Beteiligten zu; das Werk wächst einem gewissermaßen unter den Händen, und bald wird man die Genugtuung haben, ein neues, wenn auch einfaches, so doch darum nicht weniger brauchbares Mittel im Kampfe gegen die üblen Folgen der Kriegsbeschädigungen zu besitzen.

FSC
www.fsc.org
MIX
Papier | Fördert
gute Waldnutzung
FSC® C083411

Zeitfracht Medien GmbH
Ferdinand-Jühlke-Straße 7
99095 Erfurt, Deutschland
produktsicherheit@kolibri360.de